疾病负担
测量方法

JIBING FUDAN
CELIANG FANGFA

郝元涛　林　晓◎主编

U0386154

中山大学出版社
SUN YAT-SEN UNIVERSITY PRESS
·广州·

图书在版编目（CIP）数据

疾病负担测量方法/郝元涛，林晓主编．—广州：中山大学出版社，2023.12

ISBN 978 - 7 - 306 - 07857 - 5

Ⅰ.①疾…　Ⅱ.①郝…②林…　Ⅲ.①疾病统计—卫生经济学—测量方法　Ⅳ.①R195.4

中国国家版本馆 CIP 数据核字（2023）第 135292 号

出 版 人：王天琪
策划编辑：嵇春霞　李先萍
责任编辑：李先萍
封面设计：曾　斌
责任校对：袁双艳
责任技编：靳晓虹
出版发行：中山大学出版社
电　　话：编辑部 020 - 84110283，84113349，84111997，84110779，84110776
　　　　　发行部 020 - 84111998，84111981，84111160
地　　址：广州市新港西路 135 号
邮　　编：510275　传　真：020 - 84036565
网　　址：http://www.zsup.com.cn　E-mail：zdcbs@mail.sysu.edu.cn
印 刷 者：广州市友盛彩印有限公司
规　　格：787mm×1092mm　1/16　16 印张　234 千字
版次印次：2023 年 12 月第 1 版　2023 年 12 月第 1 次印刷
定　　价：56.00 元

本书编委会

主　　　编　郝元涛　林　晓

编写组成员　（以姓氏笔画为序）

王胜浩　王鹏宇　王馨苒　乌米提江·依玛尔

石从行　田　甜　孙　洁　李知强

吴文静　吴功华　张王剑　张昱勤

陈世瑞　陈丽嫦　陈诗敏　周玉潇

钟思睿　袁柱培　郭　童　席俊彦

琚　旭　蒋子妮　蔡欢乐　颜欢畅

序　言

　　疾病负担测量旨在通过特异、敏感的测量指标来评价人群的健康状况和疾病负担程度，主要回答哪些疾病、伤害和危险因素导致人群过早死亡与失能伤残及其程度；不同区域、人群和年代之间的差异；疾病负担顺位、疾病防控重点，以及疾病负担时空分布特征等问题。这些问题的答案可为公平、合理、有效地分配和利用卫生资源提供循证依据。

　　我们团队在疾病负担测量、与健康有关的生存质量测量等领域开展了一系列工作，取得了一定成绩。为了让更多的卫生工作者和相关专业的学生了解该领域的基本概念、方法和应用，我们组织团队成员共同编写了这本教材。编写工作始于 2021 年 8 月，并分别于 2022 年 3 月、9 月和 11 月召开了第二、第三和第四次编写讨论会。整个过程历时约三年，在各位编写组成员的辛勤劳动和付出下，本书最终问世。

　　本书以总论为主，各论为辅，主要包括以下内容：

　　第一章"疾病负担测量概述"介绍了疾病负担的含义及其测量内容的发展过程。通过阐述疾病负担研究在全球健康战略和我国公共卫生政策中的作用，帮助读者理解该研究领域对人类健康发展的重要意义。

　　第二章和第三章分别为"传统疾病负担测量指标体系"和"全球疾病负担研究的测量指标体系"，涵盖疾病健康负担和经济负担测量等内容，具体包括死亡、时间折现、医疗费用等经典测量指标，以及早死负担、伤残负担、生存质量、综合经济负担测量指标等。这两章内容帮助读者了解疾病负担研究的核心内容。

作为考虑健康存活时间的指标——健康预期寿命，其反映生命的长度和质量，与疾病负担测量指标相辅相成，被列为我国主要卫生政策的核心考核指标。为此，我们撰写了第四章"健康期望寿命的测量"，主要介绍其概念、定义以及评估方法，包括期望寿命评估、健康状态分析、健康期望寿命的测算等方法学细节。同时，我们也通过全球疾病负担研究和我国健康期望寿命研究案例，解读相应方法的应用，帮助读者全面了解该指标。

疾病负担和健康预期寿命的测算离不开对个体生存质量的测量。为此，我们撰写了第五章"与健康有关的生存质量研究方法"，主要介绍生存质量概念、范畴、测量的有关方法及其应用，以及未来研究展望等。本章内容有助于读者了解疾病负担和健康预期寿命测算中的重要参数。

第六章"疾病负担研究的常用统计方法"，主要介绍健康负担和经济负担测量资料的统计分析方法，系统梳理了目前常用的定性与定量方法。

第七章"疾病负担领域其他相关问题"主要介绍疾病负担测量所需的数据，包括死因数据、患病数据、危险因素数据、经济学数据等，并讨论了疾病负担测量的伦理学与伦理审查问题。本章内容可为相关从业人员开展疾病负担研究提供一定的参考。

本书是一本疾病负担测量方法的入门教材，旨在为对疾病负担研究感兴趣的读者提供参考，促进中国疾病负担测量研究的不断开拓与深化。

郝元涛（北京大学）

林　晓（中山大学）

目　　录

第一章 疾病负担测量概述

第一节 疾病负担的含义

世界各国对于卫生资源的相对不足及分布不均有着共同的顾虑，在发展中国家这一问题显得更为突出。为解决人们日益增长的健康需求与有限的医疗资源之间的矛盾，以及不断增长的医疗卫生费用和医疗资源分配不均之间的矛盾，我们应该对人群疾病负担进行客观评价，从而确定需要优先解决的卫生问题和优先发展的卫生健康项目，这也是公平、合理、有效分配和利用卫生资源的前提。1988年，在世界银行和世界卫生组织（World Health Organization，WHO）的支持下，包括哈佛大学在内的多所研究型院校和科研院所协作开展了持续至今的全球疾病负担研究（global burden of disease study，GBD）。疾病负担（burden of disease，BOD）是衡量疾病、伤害与早死对社会和国家造成的健康及经济影响的研究领域，但直接量化影响往往困难且抽象，因而人们以量化健康和经济损失的测量指标代之。它包含死亡、残疾、发病、生存质量下降及疾病造成的经济损失等内容，概括起来主要包括健康和寿命损失、经济损失及除此之外的其他损失。疾病负担考虑的疾病后果包括死亡、伤残和康复不良等；还可考虑在患病进程中所伴随的综合损失，如个人及其家庭成员健康损失、家庭经济财产损失、社会和国家资源损失等。另外，疾病负担也可反映疾病对个体和社会群体造成的心理恐惧、抑郁等精神心理层面的负面影响。

第二节　疾病负担测量的发展

疾病负担测量领域的研究进程和方法学发展大概可分为四个阶段。

（一）第一阶段

在 1982 年以前，主要通过死亡率、发病率等指标来衡量疾病负担。这类指标通过对某一时段、某一地区内的死亡人数或者发病人数进行计算，反映出某种疾病在这一时段内的严重程度。通过整理某一时段、某一地区内各种疾病的相对指标，并以此进行标准化比较，可得出病因顺位，即各类疾病所致健康影响的相对比重。疾病病因的相对比重反映一个地区的基本卫生状况、居民健康水平及疾病危害程度。这类指标的局限性在于无法全面反映伤残、失能等持续性结局与早死等不良结局对个人和社会带来的损失。

（二）第二阶段

1982 年，美国疾病预防控制中心（Centers for Disease Control and Prevention，CDC）正式引入潜在寿命损失年（years of potential life lost，YPLL）指标。早在 1947 年，美国学者 Dempsey 在美国大都会保险公司统计公报上曾提出 YPLL 的计算方法。1977 年，Romeder 等提出将该指标作为过早死亡原因顺位的统计指标。之后，美国 CDC 论证了 YPLL，并将其运用于死亡原因顺位统计和年度过早死亡负担比较，随后逐渐被多国学者认可和运用。这种评价方法赋予疾病负担的操作性定义，即疾病负担指疾病造成死亡而引起的个体或人群寿命的减少。YPLL 的计算简单、结果直观，较传统指标更加准确合理，克服了疾病相对比重指标和疾病顺位无法考虑死亡年龄对疾病负担影响的问题，并且也考虑到疾病造成的寿命损失。但是 YPLL 也有一定的局限性：当死亡年龄超过期望寿命时，便很难进行评估；另外，YPLL 只考虑到死亡这一种结局，忽略了疾病的另一种结局，即失能。

（三）第三阶段

1990 年，WHO、世界银行及美国哈佛大学公共卫生学院合作开展全球疾病负担评价研究，提出伤残调整生命年（disability-adjusted life years，DALY）指标，并建立了一套标准化的疾病负担评价方法和比较量纲，其围绕 DALY 测量所整合的疾病负担方法学一直延续至今。此外，将死亡和失能相结合，以此共同描述人群的健康状态的类似指标还有质量调整生命年（quality-adjusted life years，QALY）、伤残调整期望寿命（disability-adjusted life expectancy，DALE）等。当前，DALY 仍是最具代表性、运用最多且国内外一致公认的疾病负担评价指标，它包括因早死造成的健康生命年损失（years of life lost，YLL）[1] 和因伤残造成的健康生命年损失（years lived with disability，YLD）[2]，两方面内涵。然而，DALY 仍存在一些不足。例如，GBD 报告的 DALY 虽包括失能伤残结果，但仍未能考虑一些对人体产生轻微损害的疾病，如手足口病等自限性疾病；DALY 计算所用的标准期望寿命是为增加研究结果的可比性而引入的，但是有些国家和地区所用的标准期望寿命过高，与其社会经济的特定发展阶段不符，在比较中会明显高估一些欠发达国家或地区的疾病负担。

---

[1] 本书将其中文简称作"早死损失生命年"。
[2] 本书将其中文简称作"伤残损失生命年"。

（四）第四阶段

从"生物—心理—社会"医学模式来综合考虑疾病带给个人、家庭及整个社会的影响，即疾病负担综合评价（comprehensive burden of disease，CBOD）。其主要包括疾病导致的患者身体伤害（残疾、失能、生存质量下降及早死等）、疾病给个人和亲人等带来的心理伤害，以及疾病的经济负担（疾病造成的个人、家庭和社会的经济损失等）。CBOD 的综合估算思路是：首先测量疾病造成的患者群体的个人负担、家庭负担及社会负担，然后通过专家咨询法获得各疾病负担指标在疾病综合负担中所占的权重系数，最后将各疾病负担指标与权重系数的乘积相加，求得疾病负担综合评价指标值。

第三节 疾病负担测量在公共卫生研究中的作用

一、在全球健康研究领域所起的作用

目前，全球各地不同程度地面临着资源分布不均衡、贸易不公平、人口膨胀、人口老龄化、疾病流行频次不断加大及气候暖化等一系列问题。人们日益增长的健康需求与有限的社会卫生资源之间的矛盾不断加剧。医疗卫生服务质量堪忧、医疗费用高涨、社会卫生资源分配不均，以及资源供需配置不合理等问题也日趋突出。全球健康致力于使世界各地弱势群体和社区能够享有更好的健康成果，在所有人群中实现健康平等。全球健康强调以广泛的多学科方法来理解、研究那些新出现的健康挑战，同时全面考虑造成健康不平等的健康社会决定因素，包括个体生理因素（如年龄、性别、基因等）、个体行为和生活方式（如吸烟、饮酒、缺乏锻炼等）、

社会和社区网络（如家庭关系、社会支持等）、社会结构性因素
（如住房、教育、卫生保健服务、生活和工作条件、水和卫生设施
等）以及其他宏观因素（如社会经济、文化、生态环境等）等。

疾病负担测量在健康全球化的背景下起着重要作用。疾病负
担测量可以降低健康测量的不确定性，激励各国强化健康监测体
系（如发病、患病监测，以及死亡登记报告等），提高对不同健
康问题认识的可靠性，为政策制定者确定优先解决的健康问题，
公平、合理、有效地调配资源提供决策依据，促进实现健康
平等。

在全球健康研究领域，GBD 研究最为典型，也最具代表性，
对全球健康发挥重要作用。GBD 由世界银行于 1990 年发起，最早
由 WHO、美国哈佛大学公共卫生学院及世界银行的专家合作开展，
在 2010 年伊始由美国华盛顿大学健康测量和评估研究所（Institute
for Health Metrics and Evaluation，IHME）接手主导。在过去 20 多
年里，GBD 研究致力于评估世界范围内多种原因造成的残疾和过
早死亡的疾病负担，自 2010 年以后每隔 2～3 年更新评估结果，为
临床工作者、研究人员和政策制定者提供信息。该项研究不仅关注
常见病伤的疾病负担，也揭示了一些容易被忽略的卫生挑战，如精
神疾病和道路伤害导致的疾病负担，相关研究结果对世界各地的卫
生政策和健康议题的制订产生了深远影响。此后，GBD 项目组不
仅扩大了研究范围，还对疾病负担测量的统计方法进行了多轮改进
和拓展［例如，改进了伤残权重的估计模型，引入了社会人口学
指数（SDI）以评价社会卫生与经济的整体水平］，以期更加系统、
科学且具有可比性地量化疾病负担影响的程度。目前最新的 GBD
2019 已涵盖 204 个国家和地区、369 种疾病和伤害及 54 种危险因
素，疾病负担的相关测量结果于 2020 年陆续发表在《柳叶刀》
（*The Lancet*）杂志上。GBD 研究是迄今为止最全面的全球观察性
流行病学研究，通过对疾病负担进行客观评价，为人们理解 21 世
纪全球各国各地区所面临的不断变化的健康挑战提供了强大资源，

为确定优先解决的卫生问题和优先发展的卫生预防干预项目提供了循证依据。

二、在我国公共卫生研究中的作用

自新中国成立以来，尤其在改革开放之后，我国公共卫生事业取得了举世瞩目的成绩。但我国公共卫生建设仍处于探索发展阶段，面临着巨大的公共卫生挑战，健康问题纷繁复杂，亟待解决。目前，各种传统及新发传染病正在对我国人民健康造成威胁，慢性非传染性疾病（如心脑血管疾病、恶性肿瘤、糖尿病等）已成为我国公共卫生领域面临的主要健康问题，工业化、城镇化、人口老龄化、环境污染、药物滥用等也对我国公共卫生事业提出了新挑战。另外，我国的医疗卫生资源十分有限，优质的医疗卫生资源十分缺乏且分布不均；尤其是在庞大的 14 亿人口面前，各领域的医疗预算投入显得捉襟见肘。这些问题与人民日渐增长的卫生保健需求形成了日趋严峻的矛盾。

疾病负担研究作为干预措施制订和资源配置的重要依据，在我国公共卫生事业发展中起到了重要作用。政策制定者、卫生经济学专家、临床和公共卫生工作者应着力研究疾病负担问题，科学、有效地进行疾病负担的测量，为政府与社会机构合理调配各类医疗卫生资源、制订并实施有针对性的干预措施，缓和或减轻疾病负担对国家与社会发展造成的影响，提供系统评价的循证依据。

具体来说，疾病负担测量在我国公共卫生研究中的作用与相关理论框架如图 1-3-1 所示。

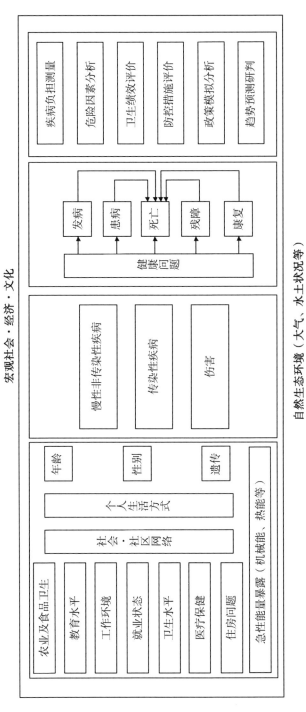

图1-3-1 疾病负担测量在我国公共卫生研究中的作用与相关理论框架

1. 评价不同疾病的疾病负担，确定主要的健康问题

评估不同疾病在不同时空的疾病负担，有助于评价我国各地区面临的主要健康问题，为采取适宜的干预措施、合理分配卫生资源提供重要循证参考。持续的疾病负担监测与测量也有助于了解我国人群疾病谱的变化，有利于开展疾病风险评估研究。

2. 评价不同危险因素导致的疾病负担，确定主要危险因素

通过对疾病负担危险因素的比较风险评价与归因分析，确定引起健康问题的主要危险因素，指导预防干预措施的制订，使大众得以认识和关注相关危险因素。通过积极参与控制危险因素，同时维持保护因素（如推行健康生活方式），落实"预防为主"的方针，对危险因素所致疾病负担防患于未然。

3. 作为公共卫生系统绩效评价和疾病防控措施有效性评价的主要指标之一

评价不同地区、不同时期的疾病和危险因素所导致的疾病负担，有助于发现不同地区、不同时期、不同人群的疾病负担差异，以此评价公共卫生和疾病防控方面取得的成就。

4. 作为卫生经济学评价的基础

疾病经济负担可作为政策制定者评价社会效益的重要评价指标之一，通过对其构成和变迁趋势的研究分析，有助于认识和确定健康问题在国民经济和社会发展中的地位与作用，为政策制定者确定优先发展领域提供重要依据。

5. 预测未来的健康问题

对疾病负担进行预测，模拟不同危险因素暴露下的防控举措并据此评估其效果，有助于决策者了解不同病伤的疾病负担变化，以及各类危险因素的变化对疾病负担所带来的影响。在卫生资源有限的前提条件下，以预测与模拟分析为参考，确定疾病防控的优先领域，同样有助于干预措施的合理制订和卫生资源的有效分配。

综上可知，疾病负担测量是一个重要的决策分析工具，能够为卫生资源的合理分配提供定量循证依据，为提高人民的健康水平、保证健康公平性提供基础支撑。

第四节 本 章 小 结

自 20 世纪 90 年代起，疾病负担相关研究已在全球广泛开展。疾病负担研究结果将对卫生资源分配、疾病控制优先权确定等相关政策的抉择产生重大影响，对疾病负担的量化指标有如下几点考虑：① 为使疾病负担研究在全球得到推广，指标计算所需要的数据应被大部分国家所接受，疾病负担指标计算所需的统计资料也应依托于各国各地已经开展或正在进行的系统性卫生健康监测工作和统计报告制度；②为使研究结果得到广泛应用，疾病负担指标需要被大部分人所理解和掌握；③一般而言，决策者希望研究结果易于分解、汇总及解读，以便清晰了解各类人群（如低收入群体、未被保险覆盖的群体、老年人、儿童及孕产妇等）中不同疾病导致的疾病负担在总疾病负担中所占的比重，进而促进预防干预举措的出台；④疾病负担测量结果不仅要反映过早死亡对人群健康水平和寿命的影响，也要反映患病与残障的持续影响。综合来看，疾病负担研究不仅有助于获得疾病、伤害或其他风险因素对社会和国家影响的科学证据，促使相关测量结果转化为循证政策；也有助于利益相关方（如政府、社会机构、科研院所等）深入探究不同地理区域、不同社会阶层或弱势群体的人群健康模式，据此改善人口健康水平。

第二章 传统疾病负担测量指标体系

第一节 传统指标体系概述

疾病负担用于衡量疾病、伤残和过早死亡对社会与国家造成的健康及经济影响。在规划和评估人口健康政策与卫生医疗相关项目时，关键在考虑健康问题的严重程度、发生健康问题的原因、发生健康问题的人群及这些健康问题在有关人群中的变化趋势。但直接量化这种影响是困难的，因而人们以一些指标测量健康和经济的损失以评估疾病负担。常用的传统测量指标包含死亡、残疾、发病、生存质量下降及疾病造成的经济损失等内容，概括起来主要包括疾病健康负担、疾病经济负担，以及除此之外的其他损失。

一、疾病健康负担

疾病健康负担也称疾病健康损失，是指因为疾病造成的过早死亡、生存质量下降、残疾和死亡的健康损失。在传统指标体系中，患病率、发病率、死亡率、病死率、缓解率等是常用来测量疾病健康负担的指标。按从获益角度评价还是从损失角度评价来分类，疾病健康负担指标主要分为两类：健康期望（health expectancies）指标和健康差距（health gaps）指标。这两类指标处于互补的关系，前者阐明人口处于完全健康或某种亚健康状态下生命年的"期望"

（或"预期"）收益，后者阐明人口生命年与最佳"期望水平"（即"预期水平"）的差距。如图 2-1-1 所示，图中虚线表示一组暴露于特定死亡率的出生队列达到相应年龄时的生存者的比例，实线是假设出生队列达到相应年龄时处于完全健康状态的人群比例。区域 A 的面积代表了整个队列处于最佳健康状态的总生存时间，区域 B 的面积代表了整个队列处于亚健康状态的总生存时间，而区域 C 的面积代表了整个队列由于死亡导致的损失生存时间。出生时的总期望寿命用区域 A 和区域 B 的面积之和表示，即 $LE(life\ expectancy) = A + B$。

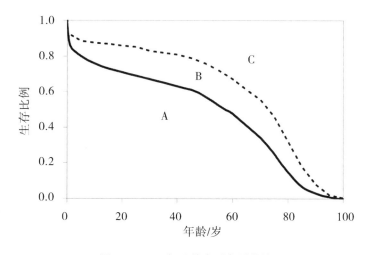

图 2-1-1　假设的人群存活曲线

健康期望（$health\ expectancies$）$= A + f(B)$，其中 $f(.)$ 是赋予以亚健康状态生存的年数权重的函数，完全健康状态权重为 1。健康期望指标用于估计一群人能够在定义的健康状态下存活的预期时间（常以年为单位），如无残疾期望寿命（disability-free life expectancy，DFLE）、健康期望寿命（health-adjusted life expectancy，HALE）。这些指标拓展了期望寿命的概念，将其与不同健康状态相联系，而不仅仅是与存活时间相关。

健康差距 (*health gaps*) = $C + g(B)$，其中 $g(.)$ 是赋予在 B 中的健康状态权重的函数，但与上式不同，这里权重为 1 则说明 B 中的健康状态接近于死亡。健康差距指标衡量的是人群实际健康状态与一些特定的规范或目标之间的差异。例如伤残调整生命年 (disability-adjusted life year, DALY)，即考虑因病伤导致的不完全健康状态下的生存年数，具体可见本章第三节。

二、疾病经济负担

疾病经济负担是指由疾病、伤残和过早死亡给患者自身、家庭及社会带来的经济损失和预防与治疗疾病所消耗的经济资源。估计疾病的经济负担，一般以某特定人群为测量范围，对疾病所引起的经济损失进行测算，从而可在经济的层面研究或比较不同疾病对人群健康造成的影响。按照疾病对人群和社会的影响，疾病经济负担可分为疾病直接经济负担、疾病间接经济负担和疾病无形经济负担。疾病经济负担中涵盖了一些基础指标，如伤残指标、时间指标、生存质量指标等，基于这些基础指标，可测算出具体的疾病直接经济负担费用、疾病间接经济负担费用和疾病无形经济负担费用。

疾病直接经济负担是指预防和治疗疾病所直接消耗的经济资源。疾病直接经济负担包括直接医疗经济负担和直接非医疗经济负担两个部分。直接医疗经济负担指的是在医疗保健部门（如医院、疾控中心等）购买卫生服务所消耗的经济资源；直接非医疗经济负担指的是在非医疗保健部门（如酒店、餐馆、交通工具等）所消耗的经济资源，以及由疾病所产生的支持性活动的费用和疾病导致的财产损失。

疾病间接经济负担是指由疾病、伤残失能和过早死亡给患者自身、家庭及社会所带来的劳动时间与劳动力损失而导致的经济负担。其主要包括：因疾病、伤残和过早死亡而损失的劳动工作时间，因疾病和伤残导致个人工作能力和效率降低而造成的损失，患者陪护人员所损失的劳动工作时间等。

疾病无形经济负担是指患者及其亲友在心理上、精神上和生活上遭受痛苦、忧虑等不良情绪的冲击，从而导致生存质量低下而产生的无形损失。其具有以下特点：与其他疾病负担范畴相比，疾病无形经济负担侧重于患者及其家属的心理痛苦和精神压力，是主观感受的量化；疾病引起的疼痛、悲伤及生活便利程度下降可继发社会隔离、歧视、失业和自卑等一系列问题，也是疾病社会损失的一种综合反映。

第二节　健康负担测量的传统指标

疾病对人群的危害可以由疾病的流行病学分布体现，所以在疾病负担研究发展初期常用疾病或死亡事件在人群中出现的频率对疾病负担加以描述。这种方法以流行病学率指标为基础，以某些生物学特征，如死亡、残疾等疾病结局作为测量对象建立相应的指标。以下介绍的指标是疾病负担评价的传统常用指标，也是计算综合疾病负担指标的基础。

1. 发病率（incidence）

发病率表示在一定时期内，在可能发生某病的一定人群中，新发生的某病病例数占可能患某病的平均人口数（或人×单位时间）的比例。发病率分为累计发病率和发病密度。"一定时期"指观察所包括的时间范围，可以是年、季、月、旬或周，通常为年或月。"可能发生某病"是指对某病具有发病危险的人，即暴露人口，而不包括不可能发生某病的人（如对某病具有终生免疫的人群）。新发病例是指新发生某种疾病，以第一次就诊或发现为准。对该病未愈继续就诊者称为"旧病例"，不再算作新发病例。发病率是表示发病危险的直接指标，可反映疾病流行强度，也是 2010 年前 GBD 研究中计算伤残损失生命年数（YLD）的基础。但对于一些难以确定确切发病时间的慢性疾病，如恶性肿瘤、精神疾病等，在实际运用中，通常将初次诊断时间作为发病时间，据此所计算的发病率可能存在一定滞后性。

（1）累计发病率（cumulative incidence）。累计发病率适用于样本量大、人口稳定和完整的资料，取值范围为 0 ～ 1，计算公式为：

$$某病累计发病率 = \frac{该期间内新发生的某病病例数}{一定时期内可能发生某病的平均人口数} \times K$$

$$(2-1)$$

式中，比例基数 K 可为100%，1000/千，10000/万，100000/10 万等，视具体情况和习惯用法选用，一般要求算得的数值保留 1 ～ 2 位小数。

（2）发病密度（incidence density）。发病密度适用于观察时间长、存在失访、人口不稳定或不完整的资料，取值范围为 0 ～，计算公式为：

$$某病发病密度 = \frac{一定期间内新发生的某病病例数}{\sum（观察单位 \times 观察时间）}$$

$$(2-2)$$

2. 患病率（prevalence）

患病率是指某特定时间内一定人群中某病新旧病例所占比例。在实际应用中，患病率可按观察时间的不同分为时点患病率（point prevalence）和期间患病率（period prevalence）。患病率可反映疾病现患状况或慢性病流行情况，适用于慢性病或病程较长的疾病。在 2010 年后的 GBD 研究中，为保证参考时间段内的所有疾病病例都被纳入分析中，将患病率作为计算 YLD 的基础。影响患病率的因素较多，所有影响人群中新发病例和现患病例数量增减的因素均可影响患病率。而且在实际工作中，一般难以求得准确的患病率。一方面是因为计算患病率的资料数据通常来源于概率抽样调查研究，通过样本患病率来推算总体患病率，存在一定的系统误差和无法避免的抽样误差。另一方面是当无法了解总体情况且很难确定抽样框架时，往往采用非概率抽样法，该抽样方法所得样本对总体缺乏良好的代表性，一般不能用于总体推断，多在特定条件下使用。例如调查男同性恋者艾滋病的患病率时，若采用滚雪球抽样法，即从少数男同性恋者入手，对被调查对象及其介绍的后续对象进行调查，则非常依赖起始样本，就有可能导致患病率的高估（起始样本为同时有多个性伴侣者）或低估（起始样本为性伴侣固定者）。针对既往抽样方法的不足，近年来，受访者驱动抽样（respondent-driven sampling，RDS）正逐步受到关注。该抽样方法能招募到隐蔽人群（男同性恋者、吸毒者等）中的最隐蔽部分，故已被各国的公共卫生研究人员采用，有兴趣的读者可自行查阅相关文献。

$$时点患病率 = \frac{某一时点一定人口中某病的新旧病例数}{该时点人口数} \times K$$

$$(2-3)$$

$$期间患病率 = \frac{某观察期间一定人口中某病的新旧病例数}{同期的平均人口数} \times K$$

$$(2-4)$$

式中，比例基数 K 可为 100%，1000/千，10000/万，100000/10 万等，依具体情况和习惯用法选用，如恶性肿瘤患病率常用 100000/10 万。

另外，在卫生服务调查中，两周患病率（two-week prevalence）

是反映卫生服务需要的重要指标。该指标通常通过卫生服务调查中自我报告的疾病状态来估计。卫生服务研究所定义的"患病"是从居民对卫生服务需要的角度考虑，并非严格意义上的由客观医学检查确认的"患病"。所以，卫生服务研究的"患病"包括被调查者自身感受的"不适"和调查员（医务人员）客观判断的患病、受伤和中毒事件，涵盖如下情况：① 自觉身体不适，去医疗卫生单位就诊，确认患病或受伤或中毒，接受了治疗；② 自觉身体不适，未去医疗卫生单位诊治，但自服药物或采取一些辅助治疗；③ 自觉身体不适，未去就诊治疗，也未自服药物或采取辅助疗法，但因身体不适而休工、休学或卧床一天及以上者。上述三种情况有其一者，均认为"患病"。时间范围设为两周，是为了便于准确回忆有关疾病和治疗的信息，减小回忆偏倚。

$$两周患病率 = \frac{调查居民中两周内患病人数或人次数}{调查总人数} \times K$$

$$(2-5)$$

式中，K 为 100% 或 1000/千。

3. **死亡率**（mortality）

死亡率表示在一定期间内，一定人群中，死于某病（或全死因）的人数在该人群中所占的比例。观察时间常以年为单位。可计算单病种死亡率与全死因死亡率。死亡率是反映人群死亡水平的指标，可用于衡量某一时期、某一地区人群死亡危险性的大小，还可用于早死损失生命年（YLL）的计算。死亡率的计算公式为：

$$死亡率 = \frac{某期间内（因某病）死亡总人数}{同期平均人口数} \times K \quad (2-6)$$

式中，比例基数 K 可为 100%，1000/千，10000/万，100000/10 万。

根据式 2-6 计算得出的死亡率也称粗死亡率（crude death

rate）。对不同地区（或不同人群分组）死亡率进行比较时，需要考虑影响因素在不用地区（或不同人群分组）的内部构成是否相同。例如比较两地恶性肿瘤总死亡率时，两地居民的年龄、性别构成比要相同或相近；否则，须按年龄、性别分组计算死亡专率再进行比较，或者进行率的标准化，计算标准化死亡率。对不同地区间发病率、患病率等进行比较时，也需进行率的标准化处理。但需注意标准化率不能用来反映资料收集所在地实际发病、患病或死亡的水平，因为参照人群不同，相应的标准化率也不同。

率的标准化法分为直接标准化法和间接标准化法。以年龄组构成不同为例，直接标准化法基于参照人群（根据研究问题和推广意义选择的具有代表性的人群）各个年龄层人口构成和对比组（需要比较的两组或多组）相应年龄层的死亡率，计算各个年龄层的期望死亡人数，相加得到该组期望死亡合计人数。直接标化率为期望死亡合计人数与参照人群总人口数之比。

假设需要比较 A 组和 B 组的死亡率，以 A 组为例，设有 m 个年龄层，各个年龄层的实际死亡率分别为 p_1，p_2，…，p_m，参照人群相应年龄层的人口数分别为 N_1，N_2，…，N_m，则 A 组的直接标化率为：

$$P_A = \left(\frac{1}{N}\right) \times \sum_{i=1}^{m} N_i p_i \qquad (2-7)$$

式中，$N = N_1 + N_2 + \cdots + N_m$，同理可得 B 组的直接标化率。

间接标准化法基于参照人群各个年龄层的死亡率和对比组相应年龄层的人口数计算年龄别期望死亡人数，相加得到该组期望死亡合计人数。该组死亡总人数与间接标准化的期望死亡合计人数之比称为标化死亡比（standardized mortality ratio，SMR），间接标化率为参照人群总死亡率与标化死亡比之积。间接标化率只能与参照人群的死亡率进行比较，不同地区间的标化死亡率仍然是不可比的。

同样以 A 组为例，设有 m 个年龄层，A 组各个年龄层人口数

标化死亡比分别为 N_1，N_2，$\cdots$，N_m，参照人群相应年龄层的死亡率为 p_1，p_2，$\cdots$，p_m，整个人群的死亡率为 P，则 A 组的标化死亡比为：

$$SMR_A = \frac{N}{\sum_{i=1}^{m} N_i\, p_i} \qquad (2-8)$$

式中，$N = N_1 + N_2 + \cdots + N_m$，因此，A 组的间接标化率 $P_A = P \times SMR_A$，同理可得 B 组的间接标化率。

4. 超额死亡率（excess mortality rate）

超额死亡率是指在一般人群中，由某种特定疾病带来的超额风险而导致的死亡率。它可以通过以下方式得出。假设有一个年龄和性别已知的总量为 N 的人群，在该人群中，有 n 人在 t_1 年内被观察到患有某种特定疾病。n 可以是 t_1 年内的发病病例数或者患病病例数。在 t_2 年内，a 例死亡和 b 例死亡分别发生在 n 和 $N-n$ 人群中。

n 人群中的超额死亡风险是相对于没有该疾病的人群（即 $N-n$ 人群）而言的，计算公式为：

$$超额死亡风险 = \frac{a}{n} - \frac{b}{N-n} \qquad (2-9)$$

在 n 人群中，由这种超额死亡风险导致的预期死亡人数的计算公式为：

$$预期死亡人数 = n \cdot \left(\frac{a}{n} - \frac{b}{N-n} \right) \qquad (2-10)$$

由超额死亡风险导致的总人口 N 中的死亡率，即超额死亡率，计算公式为：

$$超额死亡率 = \frac{n}{N} \cdot \left(\frac{a}{n} - \frac{b}{N-n} \right) \qquad (2-11)$$

超额死亡率另一种较为正式的推导公式为：

$$超额死亡率 = \frac{(N-n)u^* + nu}{N} = u^* + \frac{n}{N}(u - u^*)$$

$$(2-12)$$

式中，N 为总人数，n 为患有特定疾病的人数，$N-n$ 为不患有特定疾病的人数，u 是患有特定疾病人群的死亡率，u^* 为不患有特定疾病人群的死亡率。式 2-12 中 $\frac{n}{N}(u - u^*)$ 即为人群中因该特定疾病导致的超额死亡率。

5. 病死率（case fatality rate）

病死率是指一定时期内，患某病的全部患者中因该病死亡者所占比例，表示某病患者因该病死亡的危险性，即死亡概率。它可以反映疾病的严重程度，也可以反映医疗水平和诊治能力，可用于 YLL 的计算。其常用于急性传染病的测量，也可用于慢性病。计算公式为：

$$病死率 = \frac{某时期内因某病死亡人数}{同期患某病的人数} \times 100\% \quad (2-13)$$

当该病发病和病程基本处于稳定状态时，病死率可用死亡率和发病率推算：

$$病死率 = \frac{某病死亡率}{某病发病率} \times 100\% \quad (2-14)$$

6. 缓解率（remission rate）

缓解率表示在特定时间段内通过缓解或治愈而终止疾病事件的人数占所有患该病人数的比例。与病死率相似，缓解率也是概率指标，可用于计算 YLD。其计算公式为：

$$缓解率 = \frac{一定时期内某疾病痊愈人数}{该时期患该疾病的人数} \times 100\% \quad (2-15)$$

7. 病程 (duration)

病程是指疾病的持续时间，可用于计算 YLD。其计算公式为：

$$病程 = \frac{1}{(病死率 + 缓解率)} \quad (2-16)$$

式中，病死率和缓解率为年风险概率。

当某地某病的发病率和该病的病程在相当长时间内保持稳定时，患病率、发病率和病程三者之间的关系是：

$$患病率(P) = 发病率(I) \times 病程(D) \quad (2-17)$$

8. 死亡相对危险度 (relative risk of death)

从流行病学角度来说，死亡相对危险度是指暴露于某因素的人群死亡率与未暴露对照组的人群死亡率之比，用以说明暴露于某因素的人群死亡风险是未暴露组死亡风险的多少倍数。

9. 婴儿死亡率 (infant mortality rate，IMR)

婴儿死亡率是指某年平均每千名活产儿中未满 1 周岁婴儿的死亡数，是反映社会卫生状况、婴儿保健工作及人群健康状况的重要指标之一。同时，由于编制寿命表时，婴儿死亡率或者校正婴儿死亡率通常作为 0～岁组婴儿死亡概率的估计值，因而婴儿死亡率的高低对于期望寿命有重要的影响。在许多生命统计报表中，也往往以婴儿死亡率代替 0～岁组死亡率。不同地区、不同时期的婴儿死亡率可以直接进行比较。其计算公式如下：

$$婴儿死亡率 = \frac{同年不满 1 周岁婴儿死亡数}{某年活产儿总数} \times 1000/千$$

$$(2-18)$$

10. 孕产妇死亡率（maternal mortality rate，MMR）

孕产妇死亡率是指某年中由于怀孕和分娩及并发症造成的孕产妇死亡人数与同年出生活产儿总数之比。《国际疾病分类》（International Classification of Diseases，ICD）第 10 版（ICD-10）将孕产妇死亡定义为："妇女在妊娠期至产后 42 天以内，任何与妊娠有关的原因所致的死亡称为孕产妇死亡，但不包括意外事故死亡。"与妊娠有关的原因可以分为两类：① 直接产科原因。包括对妊娠并发症（妊娠期、分娩期及产褥期）的疏忽、治疗不正确等。② 间接产科原因。妊娠之前已存在的疾病，由于妊娠使病情恶化引起的死亡。孕产妇死亡率的计算必须依据医疗机构出具的正式诊断报告。孕产妇死亡率是评价人群健康状况的重要指标之一，也可以评价妇女保健工作，能间接反映一个国家的卫生文化水平。其计算公式如下：

$$孕产妇死亡率 = \frac{同年孕产妇死亡数}{某年活产儿总数} \times K \qquad (2-19)$$

式中，$K = 10000/万$或 $100000/10$ 万。

11. 死因顺位

死因顺位是指将各大类或各项死因按其构成的百分比的大小顺序排列。它可以反映主要死因及各类死因顺位的变化，说明各类死因的相对重要性。一个地区死因顺位的变化，可以反映这个地区社会经济、环境和医疗卫生条件的变化。例如，发展中国家的死因顺位中，传染病常常排在死因顺位的前列；在发达国家中，心血管病和恶性肿瘤常常排在死因顺位的前列。值得注意的是，一个地区某种死因顺位的变化与这种死因的死亡率变化不完全一致。例如，1951 年与 1955 年某地男性呼吸系统疾病在死因顺位中都排第一位，但 1955 年呼吸系统疾病死亡率比 1951 年下降将近一半。脑血管病在死因顺位中由 1951 年的第 7 位上升为 1955 年的第 2 位，但脑血管病的死亡率却从 1951 年的 9.37‰下降至 1955 年的 7.85‰。所以，某种疾病死因顺位的变化只能反映该死因相对重要性的变化，是相对其他死因来说的，而不能反映该死因在时间维度上的死亡情况变化趋势。医疗资源分配须考虑各种疾病的相对重要性，因此应优先考虑死因顺位的变化。

12. **生存概率**（probability of survival）**与生存率**（survival rate）

生存概率是指在某段时间开始时存活的个体，到该段时间结束时仍存活的可能性。如年生存概率表示年初尚存人口存活满 1 年的可能性。如果在某时段内无截尾（"截尾"指在发生关注事件前，被观测对象发生其他终结事件，如随访脱失、移居外地等，对其观测过程被迫终止的情况）数据，则计算公式如下：

$$生存概率 = \frac{该人群活满该时段例数}{某人群某时段期初观察例数} \quad (2-20)$$

生存率是指在接受某种治疗/干预的患者或某病患者中，经若干年随访后，尚存活的患者数累计占开始随访的病例数的比例。随访时间通常为 1 年、3 年、5 年。生存率可反映疾病对生命的危害程度，可用于研究某些病程较长的疾病的远期效应，常用于恶性肿瘤、心血管疾病、结核病等慢性病的生存评价分析。其计算公式如下：

$$生存率 = \frac{随访满\ n\ 年尚存活的病例数}{开始随访的病例数} \times 100\% \quad (2-21)$$

13. **年龄累计率**（age-specific cumulative rate）

年龄累计率表示某一年龄以前发生或死于某种疾病的累积概率的大小，可由各年龄发病或死亡专率相加获得。计算公式为：

年龄累计(死亡或发病)率 =

$$\sum [年龄组(死亡或发病)专率 \times 年龄距] \times 100\%$$

$$(2-22)$$

第三节　经济负担测量的传统指标

疾病经济负担研究的发展过程实质上即为疾病经济负担指标的应用发展过程。疾病经济负担研究的发展可分成三个阶段：① 第一阶段。在1982年以前，疾病经济负担主要用死亡率来衡量，认为疾病造成的死亡人数越多，疾病经济负担就越大。此阶段应用的评价指标主要是发病率、死亡率、患病率、两周患病持续天数、两周患病休工（休学）天数、病残率、病死率、死因顺位或死因构成比等传统指标。以上几种传统指标的优势在于有关资料相对易掌握，指标计算方便，结果直观，可用于各种疾病经济负担的一般性描述，例如用患病率、死亡率计算直接经济负担。②第二阶段。以1982年美国CDC引入潜在寿命损失年（YPLL）为标志，用疾病造成的寿命损失评价各类疾病造成的经济负担大小。由此产生了YPLL系列指标，如潜在价值寿命损失年、潜在工作寿命损失年等。上述指标与"年人均工资"等指标结合可用于进一步反映间接经济负担。③第三阶段。全球疾病负担研究（GBD）工作的焦点逐渐集中于开发能将死亡和伤残结合在一起的指标，它主要可以分为两类——健康期望（health expectancies）指标和健康差距（health gaps）指标。健康期望指标主要为健康调整期望寿命（HALE），而健康差距指标的代表性指标仍是伤残调整生命年（DALY）。DALY和人均生产总值、生产权重等可一同用于间接经济负担的计算。本节将上述疾病经济负担指标分为伤残指标、时间指标、生存质量指标，并逐一进行介绍。

一、伤残指标

1. 病残率（prevalence of disability）

病残率是反映人群健康状况的评价指标之一，指某一人群中，在一定期间每百（或千、万、十万）人中实际存在的病残人数。实际操作中，病残率是指通过询问调查或健康检查，确诊的病残人数与调查人数之比，可用以说明病残在人群中发生的频率。基于病残率，可对人群中危害健康的任何具体病残进行单项研究。通过病残率计算死亡或残疾时间，并与年人均工资等结合，可用于进一步计算疾病的间接经济负担。计算公式为：

$$病残率 = \frac{病残人数}{调查人数} \times K \qquad (2-23)$$

$$某病病残率 = \frac{某病病残人数}{调查人数} \times K \qquad (2-24)$$

式中，$K = 100\%$、$1000\permil$、$10000/万$或$100000/10万$。

2. 伤残权重（disability weights）

伤残权重赋予各种伤残状态不同的权重，从而便于计算疾病所造成的经济损失。国际上用失能权重值来反映病伤严重程度和健康损失大小。失能权重取值范围为 0～1，其中 0 代表完全健康，1 等价于死亡。伤残权重的详细测算思路与方法见本书第三章第三节。

二、时间指标

患者因疾病、伤残或者早死所造成的学习、工作及生命方面的时间损失，可以通过缺勤天数、休工（休学）天数、平均卧床时间、两周患病持续天数和两周患病休工（休学）天数等指标衡量。
这些指标是测算疾病间接经济负担的基础，一般通过就业单位，或
学校的考勤记录及对患者与家属的询问调查获得。

1. 两周每百人患病人次数（简称**两周患病率**，two-week preva-lence）

两周患病率指每百名被调查的居民在调查日之前两周内患病的
人次数，表明某一人群的两周患病频率。计算公式为：

$$两周患病率 = \frac{两周内患病人次数}{调查总人口数} \times 100\% \qquad (2-25)$$

2. 两周每千人患病日数

两周每千人患病日数指每千名被调查的居民平均两周内患病的
日数。计算公式为：

$$两周每千人患病日数 = \frac{两周内患病累计日数}{调查总人口数} \times 1000‰$$

$$(2-26)$$

3. 两周每千人因病伤卧床日数

两周每千人因病伤卧床日数指在全部调查人口中，平均每千人
在两周内因患病而卧床的天数。计算公式为：

$$两周每千人因病伤卧床日数 = \frac{两周内累计因病伤卧床日数}{调查总人口数} \times 1000‰$$

$$(2-27)$$

4. 两周每千人因病伤休工日数

两周每千人因病伤休工日数指被调查的每千劳动人口（一般

指年满 15 岁至未满 65 岁人口）在两周内因病伤而休工的天数。计算公式为：

$$\text{两周每千人因病伤休工日数} = \frac{\text{两周内累计因病伤休工日数}}{\text{被调查劳动人口数}} \times 1000‰ \quad (2-28)$$

5. 两周每千学生因病伤休学日数

两周每千学生因病伤休学日数指在被调查的在校学生中，平均每千人在两周内因病伤休学日数。计算公式为：

$$\text{两周每千学生因病伤休学日数} = \frac{\text{两周内累计因病伤休学日数}}{\text{被调查的在校学生数}} \times 1000‰ \quad (2-29)$$

三、生存质量指标

健康期望指标和健康差距指标包含一些用于描述人群生存质量的综合测量指标，该部分讨论的生存质量指标主要包括质量调整生命年（QALY）和伤残调整生命年（DALY），因为它们与经济负担指标的计算相关，例如在计算疾病间接经济负担时，需要利用伤残调整生命年这一指标。

（一）质量调整生命年

该指标是一种生存质量和生存时间的正向综合测量指标，指在人口寿命表的基础上，将非完全健康状态下的生存时间换算为相当于在完全健康状态下的生存时间，计算公式如下：

$$QALYs = \sum_{i=1}^{n} w_i\, y_i \quad (2-30)$$

式中，w_i 为权重（效用值），n 为不同生存状态的数量，y_i 为不同生存状态下的生存年数。

例如：某地男性分别有四种不同的生存状态：完全健康、暂时活动受限、长期活动受限、住院，其效用值 w_i 分别为 $w_1 = 1.00$，$w_2 = 0.88$，$w_3 = 0.57$，$w_4 = 0.33$，生存年数 y_i 分别为 $y_1 = 59.04$，$y_2 = 2.70$，$y_3 = 7.70$，$y_4 = 0.80$，则其质量调整生命年为：

$$QALYs = w_1y_1 + w_2y_2 + w_3y_3 + w_4y_4 = 66.07(年)$$

（二）伤残调整生命年

伤残调整生命年包括早死损失生命年（YLL）和伤残损失生命年（YLD）两部分，综合了死亡、发病、疾病严重程度、年龄相对重要性等因素，可以综合评价各种非致死性健康结果（包括各种伤残状态）及早死所造成的健康损害。其基本计算公式如下：

$$DALYs = YLL + YLD \qquad (2-31)$$

YLL 可以通过标准期望减寿年数进行计算：$YLL = \sum d_x \times L$。其中，x 为死亡发生年龄；d_x 为人群在 x 年龄时的死亡数；L 为死于 x 年龄时的期望寿命。

传统上，YLD 可以通过预期伤残年数乘伤残权重获得，即 $YLD = I \times D \times DW$。其中，$I$ 是指某段时期的发病人数；DW（disability weight）是伤残权重（取值范围为 0～1，0 代表健康，1 代表死亡，即权重越高，伤残程度越重），伤残权重参数可将伤残状态下生存的非健康生命年按照一定比例转换为参照死亡损失推算的健康生命年（计算方法参见本书第三章）；D 是伤残平均持续时间（duration），一般以年为单位。除传统的发病（YLD_{inc}）外，还有通过患病率计算的患病 YLD（YLD_{prev}），具体参见本书第三章。

第四节 本章小结

本章主要侧重于对传统疾病负担测量指标体系的介绍。疾病负担主要包括疾病健康负担、疾病经济负担及除此之外的其他损失。在很长一段时间内，对人群疾病健康负担的评估，采用的是诸如死亡率、发病率、病死率、患病率及病残率等指标，虽然这些指标易于获得、计算便捷、结果直观，但各自都只利用了人口健康状况数据的某一部分，使其对人群疾病负担的综合评估有一定局限性。

随着疾病负担研究的发展，当前已提出了各种综合性指标来描述疾病的健康负担，主要分为健康期望指标和健康差距指标。本章第一节首先介绍了疾病健康负担的定义及基于生存分析的指标构建原理。其次，在疾病经济负担的评价中，涵盖了一些基础指标，如伤残指标、时间指标、生存质量指标等，这些基础指标与疾病健康负担的指标可以交叉融合。换言之，基于伤残、时间、生存质量等指标，结合疾病健康负担指标，可进一步测算出疾病直接经济负担费用、疾病间接经济负担费用和疾病无形经济负担费用。本章第二节、第三节详细叙述了疾病健康负担和疾病经济负担的传统测量指标，以及有关测量方法。在疾病经济负担的费用指标测算过程中，往往需要利用一些综合指标如 QALY、DALY 等，所以这两节也简要介绍了 QALY 和 DALY 的基本定义及其计算思路。

参考文献

[1] Australian Institute of Health and Welfare Canberra. Assessment of global burden of disease 2010 methods for the Australian context

［R］. Australian：Melbourne，2014.

［2］HAAGSMA J A，DE NOORDHOUT C M，POLINDER S，et al. Assessing disability weights based on the responses of 30660 people from four European countries ［J］. Population health metrics，2015，13（1）：10.

［3］KLOSE T. A utility-theoretic model for QALYs and willingness to pay ［J］. Health economics，2003，12（1）：17－31.

［4］World Health Organization Global Program on Evidence for Health Policy. National burden of diseases studies：A practical guide ［M］. Switzerland：WHO Press，2001.

［5］World Health Organization. The Global burden of disease：2004 update ［M］. Switzerland：WHO Press，2004.

［6］PATRICK D L，STARKS H E，CAIN K C，et al. Measuring preferences for health states worse than death ［J］. Medical decision making：An international journal of the society for medical decision making，1994，14（1）：9－18.

［7］郝元涛，陈心广. 全球健康研究方法 ［M］. 北京：人民卫生出版社，2018.

［8］陈文. 卫生经济学 ［M］. 4版. 北京：人民卫生出版社，2017.

［9］詹思延，叶冬青，谭红专. 流行病学 ［M］. 8版. 北京：人民卫生出版社，2017.

［10］何敏媚，何闽江，崔斌. 疾病经济负担研究进展 ［J］. 中国老年学杂志，2010，30（18）：2700－2702.

［11］沈洪兵，俞顺章. 残疾调整生命年（DALY）指标的原理及其统计方法 ［J］. 现代预防医学，1999（1）：68－70.

第三章 全球疾病负担研究的测量指标体系

第一节 概 述

随着疾病负担研究不断深入，疾病负担测量指标也出现了相应的变化。20 世纪 80 年代以前卫生健康部门及相关学者主要采用死亡率、发病率、病死率等指标来衡量疾病负担，虽然这类指标易于获得、计算简单、结果直观，但指标相对单一，不能综合反映伤残、失能、早死等给个人和社会带来的损失。1982 年，美国疾病预防控制中心从疾病造成的寿命损失角度出发，引入了潜在寿命损失年（YPLL），该指标在考虑死亡数量的基础上，以期望寿命为基准，强调了早死所带来的健康损失，进一步评价了疾病对人群健康的影响程度，随后又派生出诸如潜在工作减寿年数、潜在价值减寿年数等一系列指标。但该类指标假设相同年龄个体的社会、经济价值是等同的，且仅考虑了死亡结局，并未考虑疾病造成的失能负担。

为更加全面地评价疾病造成的各方面损失，研究疾病负担的学者又先后提出了健康调整期望寿命（HALE）和伤残调整生命年（DALY）。HALE 是指具有良好健康状态的生命年及个体能在比较舒适的状态下生活的平均预期寿命；DALY 则是指从发病、患病到死亡所损失的全部健康寿命，体现了早死和带病伤生存而损失的寿命，分别表示为早死损失生命年（YLL）和伤残损失生命年（YLD）。HALE 和 DALY 两类指标互为补充，考虑了发病率和死亡率及早死和伤残的影响，相比于传统测量指标，能够对人群健康状况和疾病负担进行更为科学合理的综合性评价。其中，DALY 已成为目前最具代表性、运用最广泛的疾病负担测量指标。此外，对疾病所致间接经济负担的计算通常也采用人力资本法（human capital approach）结合 DALY 和年人均国民生产总值对各年龄组加权而求得。

第二节　健康负担测量指标

一、早死疾病负担测量指标

由病伤导致的死亡负担通常采用早死损失生命年（YLL）来衡量，主要通过 4 个指标来计算减寿年数，包括潜在寿命损失年（YPLL）、时期寿命表减寿年数（period expected years of life lost，PEYLL）、队列寿命表减寿年数（cohort expected years of life lost，CEYLL）和标准寿命表减寿年数（standard expected years of life lost，SEYLL），其中 YPLL 和 SEYLL 使用较为广泛。YPLL 是所有个体死亡年龄与潜在生命上限之差的求和，其计算公式如下：

$$YPLL = \sum_{x=0}^{l} d_x(L - x) \qquad (3-1)$$

式中，d_x 是年龄为 x 时的死亡人数，L 为潜在生命上限（一般是基于生命统计结果人为给定的）。

计算 YPLL 时，超过生命上限的老年人死亡对该指标的结果没有贡献，但社会关注和卫生资源都更倾向于老年人，因此，该指标与现实常理相悖。

SEYLL 是对每例死亡计算死亡年龄分组下的剩余标准期望寿命，再求和获得。其计算公式如下：

$$SEYLL = \sum_{x=0}^{l} d_x L_x \qquad\qquad (3-2)$$

式中，L_x 为 x 年龄组的剩余标准期望寿命。

全球疾病负担研究（GBD）采用 SEYLL 衡量早死造成的疾病负担，在 DALY 计算中提及的 YLL，如无特指的话，一般以 SEYLL 作为其测量指标。对于标准寿命，GBD 研究最初采用了 20 世纪 90 年代观察到的最高期望寿命，即日本女性出生时的期望寿命。相比于日本女性的实际寿命表，GBD 在随后研究中选用了西方家庭模型寿命表二十六（Coale and Demeny West Level 26），其中女性出生期望寿命为 82.50 岁（表 3-2-1）。相比于实际期望寿命表，应用模型寿命表使不同国家、不同地区相同年龄人群的死亡水平的比较有了统一参考系。此外，公开发表的模型寿命表也使计算结果具有可重现性。在低死亡率国家，男性模型寿命表中男性出生期望寿命比女性低约 7.2 岁。除了性别上的生物学差异外，男性的高意外死亡率和经常暴露于高危因素中也是重要原因之一。在排除这些社会因素的影响后，GBD 基于西方家庭模型寿命表二十五（Coale and Demeny West Level 25）中对女性出生期望寿命的界定，将男性出生期望寿命设为 80 岁（表 3-2-1）[1]。

表 3-2-1　年龄别标准期望寿命

实际年龄	标准期望寿命/岁		年龄别 YLL*/岁	
	男性	女性	男性	女性
0	80.00	82.50	32.34	32.45
1	79.36	81.84	33.26	33.37
5	75.38	77.95	35.72	35.85
10	70.40	72.99	36.71	36.86
15	65.41	68.02	36.06	36.23

---

[1]　Workshop on Practical Aspects of Conducting A Burden of Disease and Injury Study Brisban，Calculating DALYs and HALE，p.4.

续上表

实际年龄	标准期望寿命/岁		年龄别 YLL*/岁	
	男性	女性	男性	女性
20	60.44	63.08	34.31	34.52
25	55.47	58.17	31.87	32.12
30	50.51	53.27	29.02	29.31
35	45.57	48.38	25.97	26.31
40	40.64	43.53	22.85	23.26
45	35.77	38.72	19.76	20.24
50	30.99	33.99	16.77	17.33
55	26.32	29.37	13.92	14.57
60	21.81	24.83	11.24	11.97
65	17.50	20.44	8.76	9.55
70	13.58	16.20	6.55	7.33
75	10.17	12.28	4.68	5.35
80	7.45	8.90	3.20	3.68
85	5.24	6.22	2.08	2.40
90	3.54	4.25	1.28	1.50
95	2.31	2.89	0.75	0.92

*考虑年龄加权和3%折现率。

　　在实际估算中，研究人员不可能为每个人计算 YLL，通常的做法是划分年龄组分别计算。一般推荐每 5 岁为一个年龄组，其中将 1 岁以下的婴儿分离开，即分别计算 0 岁、1～4 岁、5～9 岁、10～14 岁直至 100 岁及以上分组的 YLL。在各年龄组中计算 YLL 需要估计死亡时的平均年龄，若可获取具体死亡时间的全死因数据，则可直接通过数据计算各年龄组死亡的平均年龄；否则一般假设各年龄组的中点为死亡平均年龄。由于低死亡率国家标准期望寿命更高，分别假设 1 岁以下婴儿组在低死亡率和高死亡率国家的平均死亡年龄为 0.1 岁和 0.3 岁，以平衡该年龄组在两类国家的寿命损失；而 1～4 岁组儿童平均死亡年龄则假设为 2.6 岁。在确定了标准寿命表和死亡年龄后，就可以按照式 3-2，并根据不同病因、性别和年龄下的死亡人数来计算分病因、分性别、分年龄的 YLL。

从公式而言，YLL 与 YPLL 在计算原理上非常相似，但是除了考虑各年龄段期望寿命外，早期的 YLL 指标还考虑了时间折现和年龄权重。世界银行开展的疾病控制优先权研究和 WHO 早年开展的 GBD 研究均采用了 3% 的折现率。在引入折现率后，YLL 的计算公式变为：

$$YLL = \sum_{x=0}^{l} \frac{d_x}{0.03}(1 - e^{-0.03L_x}) \qquad (3-3)$$

考虑年龄权重的原因是不同年龄人群的价值（如社会贡献、经济价值等）存在差异。然而，由于年龄权重的确定偏主观，WHO 发布的《国家疾病负担研究操作指南（第二版）》[①] 指出，不同国家可以使用各自的年龄权重，也可以不考虑年龄权重。

二、伤残疾病负担测量指标

维持健康的含义不仅在于避免因疾病造成的死亡，还在于免受疾病非致死性结局和伤害的困扰。例如，抑郁症等精神疾病虽然导致死亡的概率较小，但会给人带来较为严重且长期的残障状态。为此，个体、家庭和卫生系统都会付出大量的精力和资源来预防与治疗这类精神疾病。因此，在估计疾病负担时，纳入非致死性结局是非常重要的。YLD 就是一种衡量疾病非致死性负担的指标，该指标意在反映各种疾病发生的频率、严重程度、共患情况及造成的结局，并且通过完全健康人口的期望寿命与患有某种或某几种健康问

---

① Mathers C D, Vos T, Lopez A D, et al. *National Burden of Disease Studies: A Practical Guide. Edition 2. 0. Global Program on Evidence for Health Policy* (Geneva: World Health Organization, 2001).

题人口的期望寿命之差来具体量化非致死性结局所造成的负担。在计算 YLD 时，不仅要考虑伤残的严重状态，还要考虑伤残所持续的时间。因此，YLD 的经典计算公式如下：

$$YLD = I \times DW \times D \qquad (3-4)$$

式中，I 为某段时期的发病人数；DW 为伤残权重，反映疾病导致伤残状态的严重程度，取值范围为 0～1，其中 0 代表完全健康，1 代表死亡；D 为伤残平均持续时间。

在式 3-4 中，衡量疾病发生频率的指标为发病数，因此也称为发病 YLD（incident YLD，YLD_{inc}），它测量的是人群在某一特定时期内新发病伤造成的伤残疾病负担。此外，也可以通过患病率计算相应患病 YLD（Prevalent YLD，YLD_{prev}），其公式如下所示：

$$YLD_{prev} = PREV \times DW \qquad (3-5)$$

式中，$PREV$ 为患某种疾病的人数，可由患病率与时期平均人口数获得。

图 3-2-1 展示了一种疾病从发病到治愈或死亡的简单疾病进展过程模型，各阶段的移出比例受到缓解率和病死率的影响。在此模型中，发病 YLD 就是各阶段发病数、持续时长和伤残权重乘积之和，即 $YLD_{inc} = I_1 \times 0.1 \times 0.5 + I_2 \times 0.5 \times 0.2 + I_3 \times 0.8 \times 0.1$。

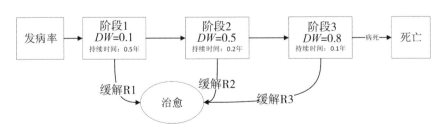

图 3-2-1　疾病进展过程示意

GBD 2010 的研究中采用患病 YLD 计算 DALY，病人患病 YLD 为各阶段疾病患病数与伤残权重乘积之和，即 $YLD_{prev} = PREV_1 \times 0.1 + PREV_2 \times 0.5 + PREV_3 \times 0.8$。

需要注意的是，以上两种 YLDs 并不是对同一指标的不同计算方式，而是含义完全不同的两个指标。发病 YLD 和患病 YLD 的主要区别在于其反映人群不同时点的状态，发病模型利用缓解和病死信息以分析和预测随时间进展相应疾病的新发情况，是对目前和未来健康影响的量化；而患病模型反映的是在考虑疾病不同阶段的情况下，现存病例对目前健康的影响。如图 3－2－2 所示，A1、A2 和 A3 表示某一疾病在相邻年份的发病率，B 和 C 表示该疾病的后续阶段。发病 YLD 采用的是同一年份不同阶段的发病率，即横向的 A1、B1 和 C1；患病 YLD 采用了 3 个时点的所有数据（A1、A2 和 A3），但在某时点观察时仅能计算当时存在的病例数，即 A1、B2 和 C3。因此，这两类指标在计算病程较长疾病的负担时将出现较大差异。

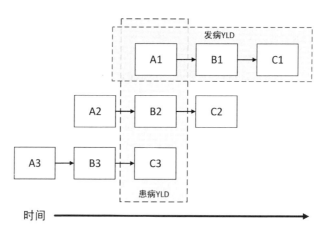

图 3－2－2　发病 YLD 与患病 YLD 的关系

根据前述可知，计算 YLD 需要收集疾病的发病率、患病率、缓解率、病程和超额死亡率等多方面信息，数据来源包括已发表的文献、疾病报告数据、基于人群的登记系统数据、临床和住院数据、门急诊数据及入户调查资料等。为了利用好相关数据，研究人员需要采取许多不同的方法来估算 YLD 所需的参数，这要求其在参数估计中考虑不同数据来源的不一致性（例如不同年龄分组）和方法学差异（例如不同的病例定义和诊断技术差异），需要对不同参数结果进行标准化处理。此外，各项数据可能存在不同程度的缺失，需要采用一些纳入协变量的预测模型来进行校正（例如贝叶斯 meta 回归），或者用地域相近或范围更大的同地理区域平均估计值代替。

三、寿命测量指标

寿命测量指标是衡量一个国家或地区居民健康状况的重要指标。该指标不受年龄结构的影响，与该国家或地区的社会经济发展状况以及医疗保障水平密切相关，期望寿命（life expectancy，LE）和健康期望寿命（healthy life expectancy，HLE）为两大主要的寿命测量指标。2016 年，国务院办公厅发布的《"健康中国 2030"规划纲要》[1] 明确指出"人民健康水平持续提升"的目标，其具体指标为 2030 年人均预期寿命达到 79.0 岁，同时，也特别提出健康预期寿命要显著提高的发展目标。

（一）期望寿命

期望寿命（LE），又称预期寿命，是指处于某一年龄组的人们预期还能存活的年数，其既可综合反映各年龄组的死亡水平，又能表明不同国家和地区人群的健康水平，是社会、经济、文化和卫生发展水平的综合体现。其中，出生期望寿命（life expectancy at

---

① 中共中央、国务院：《"健康中国 2030"规划纲要》，见中华人民共和国中央人民政府网（http://www.gov.cn/zhengce/2016 – 10/25/content_5124174.htm），2023 年 5 月 6 日。

birth）最为常用，表示的是同时出生的一代人未来的平均存活年数。

寿命表又称生命表（life table），是根据特定人群的年龄组死亡率编制的一种统计表，可反映该人群的生命或死亡过程，寿命表法是测算期望寿命的最常用方法。根据数据收集的方式，寿命表可分为队列寿命表（cohort or generation life table）与现时寿命表（current or period life table）两类。队列寿命表又称为定群寿命表，其数据由随访观察获得，是某一特定人群的寿命表，该寿命表记录了该人群从第一个人出生到最后死亡的全部过程。现时寿命表数据来源于横断面观察，反映一定时期某地区实际人口的死亡经历，是从一个断面来看这段时间内人口生存和死亡的历程。现时寿命表假定同时出生的一代人都遵从当年资料所呈现的年龄别死亡率而逝世，以此测算相应的预期寿命，即预期寿命是该人群的平均水平，并非每一个人的实际存活年龄。现时寿命表的最大优点是不同地域、不同时期的寿命表指标可以直接进行比较，而不受人口性别、年龄构成的影响，有助于比较国家及地区间的人群健康状况，评估死亡率水平。目前，研究报告常使用现时寿命表法对期望寿命进行测算。因此，本节将基于现时寿命表法介绍期望寿命的测算思路。

1. 数据

编制寿命表需要完整、可靠的人口资料与死亡登记资料，现时寿命表所依据的人口资料不一定限于某一年的资料，也可以是几年的资料，这样可减小发生于某年的异常死亡事件对分析结果的影响。通常使用简略寿命表（Abridged life table）的方式进行逐年估算，年龄区间设置为 $[x, x+n)$，n 除第一年外均大于 1 年，以 5 岁为一个年龄间隔，典型的年龄区间为 0 ~，1 ~，5 ~，10 ~，…，85 ~，共计 19 个年龄组。

2. 寿命表编制原理与方法

简略寿命表的指标、编制方法和计算步骤如下：

（1）人口数（$_nP_x$）与死亡数（$_nD_x$）。以日历年度的人口资料为依据，获得按性别和年龄分组的可靠平均人口数以及准确的死亡登记资料。

（2）年龄别死亡率（$_nm_x$）。年龄别死亡率表示某年龄组人口在 1 年或者 n 年内的平均死亡率，它可根据各年龄组实际死亡人数与年中人口数计算得到，即：

$$_nm_x = \frac{_nD_x}{_nP_x} \qquad (3-6)$$

（3）年龄别死亡概率（$_nq_x$）。其表示一批人在 $x \sim x+n$ 岁之间的死亡概率，即同时出生的人群中，刚满 x 岁的尚存者在今后 n 年内死亡的可能性。美国华裔统计学家蒋庆琅提出年龄别死亡概率计算公式为：

$$_nq_x = \frac{n \times _nm_x}{1 + (1 - _na_x) n \times _nm_x} \qquad (3-7)$$

式中，$_na_x$ 表示在 $x \sim x+n$ 岁年龄组内，每个死者在 n 年内的平均存活时间，可根据实际资料测算，但往往不易获得。通常假设 $_na_x = 0.5$，即假定死亡人数均匀分布在一年中。在该假定下，式 3-7 可简化为如下计算公式：

$$_nq_x = \frac{2 \times n \times _nm_x}{2 + n \times _nm_x} \qquad (3-8)$$

（4）尚存人数（l_x）。它表示同一批出生的人群中，活满 x 岁的人数。一般情况下，无论所编制的寿命表在不同国家或地区的实际人口数有多少，均假定 0 岁组尚存人数 l_0 为 100000 人，其余年龄组的尚存人数依次为：

$$l_{x+n} = l_x \times (1 - {_nq_x}) \qquad (3-9)$$

（5）死亡人数（${_nd_x}$）。其表示 $x \sim x+n$ 岁间的死亡人数，等于活满 x 岁的人数按死亡概率 ${_nq_x}$ 死于该年龄组的平均人数，即：

$$_nd_x = l_x \times {_nq_x} \qquad (3-10)$$

${_nd_x}$ 也等于 $x \sim x+n$ 岁间尚存人数之差，其中最后一个年龄组的死亡人数即等于该年龄组的尚存人数，计算公式如下：

$$_nd_x = l_x - l_{x+n} \qquad (3-11)$$

（6）生存人年数（${_nL_x}$）。它是指同时出生的一批人在 $x \sim x+n$ 岁间所存活的人年数，计算公式为：

$$_nL_x = \frac{n}{2}(l_x + l_{x+n}) \qquad (3-12)$$

其中，婴儿组的生存人年数 L_0 和最后一个年龄组的生存人年数 L_w 计算公式分别为：

$$L_0 = l_1 + a_0 \times d_0 \qquad (3-13)$$

$$L_w = \frac{l_w}{m_w} \qquad (3-14)$$

式 3-13 中，a_0 为当地每个死亡婴儿的平均存活年数。式 3-14 中，l_w 和 m_w 分别表示最后一个年龄组生存人数和死亡率。a_0 可根据实际情况测定，一般情况下，婴儿死亡率越小，a_0 越小。世界卫生组织提供了婴儿死亡率与 a_0 值的对应规则（表 3-2-2）[1]。在缺乏实际资料时，可用婴儿死亡率来确定 a_0 值。

---

① 李晓松主编：《医学统计学（第 3 版）》，高等教育出版社 2014 年版，第 282 页。Schoen R. "Calculating life tables by estimating Chiang's a from observed rates." *Demography*. 1978, 15（4）：625-635.

表 3-2-2　根据婴儿死亡率确定的 a_0 值

婴儿死亡率（‰）	a_0 值（年）
0 ～	0.09
20 ～	0.15
40 ～	0.23
60 ～	0.30

（7）生存总人年数（T_x）。其表示 x 岁及以上各年龄组还能存活年数的总和，计算公式为：

$$T_x = \sum L_x \qquad (3-15)$$

（8）期望寿命（e_x）。它表示存活到 x 岁的人口中，每人平均还能活多少年，计算公式为：

$$e_x = \frac{T_x}{l_x} \qquad (3-16)$$

由于 0 岁组（即出生时）的预期寿命 e_0 表示一批人出生后平均一生可存活的年数，具有特殊的含义，因此，一般情况下的预期寿命多是指 0 岁组的预期寿命 e_0（即出生期望寿命）。编制寿命表的人口数据既可以是一个国家的，也可以是一个地区的，此外还可以针对特定人口区域，如城市人口或者农村人口编制寿命表。同时，不同性别人口的死亡规律往往存在差异，故寿命表一般按男性和女性分别编制。

（二）健康期望寿命

全球范围内，随着城镇化水平的不断提高，人民的生活条件得到改善，流行病学模式出现转变，这些变化对医疗保健服务的供给提出更高的要求。社会的发展进步促使人群的平均寿命逐步上升，但人口老龄化现象也日益严重。在人群生命长度增加的同时，残疾、患病等非死亡健康结局的比例也在增加。学者们逐渐发现传统的反映死亡水平的健康评价指标（如死亡率、平均期望寿命等）难以估算疾病或损伤对人群健康造成的影响程度，并不能综合地反映更为深层次的人群健康状况。

在传统健康评价指标已经无法反映人群健康水平时，健康期望寿命（healthy life expectancy，HLE）的概念应运而生。HLE 指标是指在考虑了患病率、不同健康状况和死亡率等情况下，某年龄人群在特定健康状态下预计能存活的年数。健康期望寿命是一个复合指标，分为两个大类，即健康状态期望寿命（health state expectancy，HSE）指标群和健康调整期望寿命（health-adjusted life expectancy，HALE）指标群，指标家族体系见图 3 - 2 - 3。

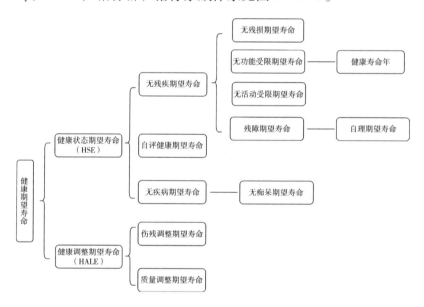

图 3 - 2 - 3　健康期望寿命指标家族体系

HSE 类指标是指在特定健康状态下的生存年数。不同研究可选择不同的健康状态作为 HSE 的评价终点，其主要包括无残疾期望寿命（disability-free life expectancy）、自评健康期望寿命（self-perceived healthy life expectancy）和无疾病期望寿命（disease-free life expectancy)。① 无残疾期望寿命：根据《国际功能、残疾和健康分类》（International Classification of Functioning, Disability and Health, ICF）的残疾分类标准，以残疾为判定终点即可测算无残损期望寿命；与之类似，可以以问卷调查获得的日常活动能力（activities of daily living, ADL）评价为基础，测算活动期望寿命（active life expectancy, ALE）。② 自评健康期望寿命：是一类以人群自评健康状况或可感知的健康体验为依据，对人群健康状况进行评定的指标。③ 无疾病期望寿命：是一类以某种或某一类疾病的发生作为判定终点的指标。

HALE 类指标则需要通过健康权重调整，当健康权重与年龄无关时，HALE 可以看作 HSE 各项指标加权后的总和，即个体可在完全健康状态下生存的平均年数。相比 HSE 类指标，HALE 对人群死亡率、不同健康状态、疾病现患率及其严重程度等会更加敏感，能全面地反映人群健康水平。目前，常用的 HALE 类指标有伤残调整期望寿命（disability-adjusted life expectancy, DALE）和质量调整期望寿命（quality adjusted Life expectancy, QALE）。其中，DALE 可用于判断不同伤残水平对期望寿命和寿命质量的综合影响，多采用 YLD 指标进行推导；QALE 则更多应用于临床或公共卫生干预措施的成本效果分析，属于质量调整生命年（QALY）的具体表现形式之一，故可用 QALY 的计算公式推导。

关于健康期望寿命的估计，可在以寿命表估计期望寿命的基础上，考虑各年龄人群疾病或伤残罹患造成的寿命损失，最后推算出无伤残/完全健康状态下的期望寿命，即健康期望寿命。对疾病或伤残所造成的寿命损失，GBD 2019 采用伤残损失生命年（YLD）进行测量，通过对各国或地区的 369 种疾病或伤残的患病率进行系统估计，结合每种疾病的伤残权重，估计出各国、各地区不同年龄人群的 YLD，从而对健康期望寿命进行测算，得到 DALE 指标。

根据调查对象和收集资料的不同，HALE 的测算方法较为丰富，主要包括：沙利文法（Sullivan method）、多状态寿命表法

（multistate life table）、等级隶属度（grade of membership，GOM）模型、衰减寿命表法、微观仿真法、模型寿命表法（model life table）等。具体方法的介绍详见本书第四章。

第三节　经济负担测量指标

一、伤残指标

伤残（disability），又称失能，《国际功能、残疾和健康分类》[①]（ICF）将其定义为损伤、活动受限及活动参与限制的总称，是个体健康状况和个人因素及环境因素间相互作用的结果。疾病负担语境下的"伤残"，指的是任何造成短期或长期健康损失的不良健康状态。伤残权重（disability weights，DW）是衡量这种健康损失状态的重要指标。

不同失能状态下伤残权重（DW）的确定是计算伤残调整生命年的重要参数，也是疾病负担测算的关键点和难点之一。伤残权重是取值范围为 0～1 的、反映病伤严重程度和健康损失大小的权重系数，其中 0 代表完全健康，1 等价于死亡。伤残权重（DW）实现了对伤残状态导致的健康寿命损失年的定量测算，克服了传统评价指标仅计算早死引起的寿命损失的局限性。图 3-3-1 是评估伤残权重的概念模型，其中健康状态描述和健康状态评估是 DW 确定的主要影响因素。健康状态描述强调对个体生存质量的多维描述，主要包含患病的主观感受，疾病临床特征、起因与其造成的特定健康损失，以及疾病状态持续时间或发生频次等。健康状态评估指评估小组（如患者、医护人员、一般人群或患者家属）以赋值的形

---

① 世界卫生组织：《国际功能、残疾和健康分类》，世界卫生组织 2001 年版。

式对失能状态进行评价。

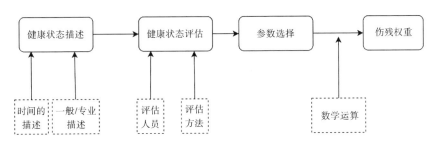

图 3 - 3 - 1　获得伤残权重值的概念模型

目前，国内通过定性和定量的测算方法计算伤残权重指标，其中定性方法主要包括专家咨询法、德尔菲法等，定量方法主要包括基于量表工具的直接和间接测算方法及基于经济费用的测算方法等。

（一）基于德尔菲法测算伤残权重指标

德尔菲法又称专家调查法，是美国兰德公司于 1964 年提出的一种方法，通过征求和总结专家的意见对复杂的决策问题作出判断，是预测、决策和技术咨询的一种有效方法。德尔菲法从专家的主观评定角度，为确定适应国家经济和文化背景的伤残权重提供了契机。目前，我国有较多学者基于 GBD 的全球伤残权重测算方法，通过德尔菲法确定符合我国特色的伤残权重指标体系。

利用德尔菲法确定某种疾病的伤残权重，其步骤主要分为以下四个阶段：① 第一阶段，成立专家小组。确定研究疾病后，选择该领域的知名医学专家或学术带头人。②第二阶段，设计专家咨询表。将确定权重的成文规则提供给选定的专家，常用规则如 GBD 失能等级分类、各等级失能权重及指示症状等，并将研究目的、疾病负担指标及伤残权重等基本概念作统一书面说明解释。③第三阶段，专家咨询赋权。通过召开专家小组讨论会或专家个别面谈调查的方式，获得专家赋权结果。通过多轮的专家咨询获得相对一致的赋权意见。④第四阶段，效果评价。根据专家意见的协调程度判断咨询效果；另外，用变异系数来衡量和判断专家对每项指标评价的一致性。

（二）基于量表调查测算伤残权重指标

基于量表调查测算伤残权重指标的方法主要包含两类：直接测量法和间接测量法。直接测量法主要使用偏好测量工具进行测量，包括人数权衡（person trade-off，PTO）法、视觉模拟标尺（visual analogue scaling，VAS）法、时间权衡（time trade-off，TTO）法、标准博弈（standard gamble，SG）法、配对比较（paired comparison，PC）法和量值估计（magnitude estimation，ME）法等；间接测量法主要通过健康量表进行测量，如欧洲五维生存质量量表（EQ-5D）和六维健康调查短表（SF-6D）等。

使用偏好测量工具的直接测量法是一种主观评定方法。Murrany 和 Lopez 在研究中指出，人群的主观评价可作为确定失能严重程度的关键评价指标，常用评价方法包括前述 PTO 法、VAS 法、TTO 法和 ME 法等，可通过提问的方式直接对健康效用值（health utility index，HUI）进行测量，详见表 3-3-1。本节将以 PTO 法为例进行详细阐述。

GBD 1990 年最终版伤残权重的确定，以及荷兰的伤残权重评价体系的建立，均采用 PTO 法进行伤残权重测算，通过两种形式的 PTO 法（PTO_1 和 PTO_2）确定 22 种指示症状（c）的失能权重。PTO_1 用于以决策者角度评价 1000 个完全健康人的生命年相当于多少个处于某种失能状态下人口的生命年；PTO_2 用于评价在使 1000 个完全健康人延长一个生命年的条件下，相当于可以帮助多少数量的某健康状态的人存活下来的生命年数（并假定这些人的确可从该失能/病伤状态改善至完全健康的状态，且至少生存一年）。受访者同时回答 PTO_1 和 PTO_2，检查两者的异质性并进行修正。权重计算公式如下：

$$V_{PTO}(c) = 1000/PTO_1 = 1 - 1000/PTO_2 \qquad (3-17)$$

基于 PTO 法得到的初步结果，GBD 研究的专家根据失能权重从 0 到 1 将失能划分为 7 个等级，每个等级被赋予不重叠的失能权重范围，并包含 2～3 项对个体影响相似的指示性症状（表 3 - 3 - 2）。同时，专家们通过等级评定法确定各个等级中每个指示性症状中治疗和非治疗情况所占比例，当治疗被认为会改变某种病伤的失能等级时，则对该病伤的治疗和非治疗情况分别赋予权重。最后，建立从疾病病伤到失能结局的映射，推算失能结局在 7 个失能等级中的分布情况，对 107 种疾病的 483 种失能结局分别赋予权重。

表 3 - 3 - 1　常用直接测量评价方法比较

方法	原理	常见的提问内容	取值范围	转换公式
PTO	基于群体决策的视角，测试者提供两种方案，其一是治疗处于失能状态 1 下的 x 人，其二是治疗处于失能状态 2 下的 y 人，改变 x 和 y 的值，直到受访者觉得两组无差异	假如你是卫生决策者，避免多少人患某病，就相当于避免了 100 人死亡	人数（n）[100，+∞)	$PTO_c = 1 - \dfrac{100}{n}$
VAS	让受访者就某种健康状态在 0 到 100 分的标尺上打分，其中 0 分代表死亡，100 分代表完全健康	用一个类似温度计的数轴做量表，问某疾病状态处于哪个刻度时，符合被调查者的认知判断	刻度值（s）[0，100]	$VAS_c = \dfrac{s}{100}$
TTO	对于失能状态下的时间与处于完全健康状态下的时间之间的权衡取舍，测量受访者为了避免某种失能状态所愿意放弃的健康寿命时间。受访者面对两种选择：一是在失能状态 i 下存活 t 时间，随后死亡；二是在完全健康状态下存活 x 时间（$x < t$），随后死亡。时间 x 为患者认为两种选择没有差别的平衡点	某疾病状态下存活 10 年相当于多少完全健康的寿命年	年数（y）[0，10]	$TTO_c = \dfrac{y}{10}$

续上表

方法	原理	常见的提问内容	取值范围	转换公式
SG	患者面临两种选择：a 和 b。选择 a 是在承担某种风险的情况下接受治疗，其可能存在两种结果：一是回到完全健康状态再继续生活 t 年（概率为 P），二是立即死亡（概率是 $1-P$）。选择 b 的结果是以某种失能状态 i 存活 t 年。使概率 P 一直变动，直到受访者认为两种选择无差异	假设某病治疗后的结局仅有两种（死亡或获得完全健康），你愿意冒多大风险去接受治疗而不是继续在该病状态下生存	风险率（P）[0,100]	$SG_c = 1 - P$

注：常见的提问内容可依情况调整，荷兰失能权重研究将 PTO 法设计成 PTO_1 和 PTO_2 两种形式，转换公式中的 c 指某病或某种指示症状。

表 3 - 3 - 2　基于 PTO 的 GBD 1990 的失能等级分类

失能等级	失能权重范围	指示性症状
1	0.000 ～ 0.020	面部瘢症，"体重 - 身高比"小于 2 个标准差
2	0.021 ～ 0.120	水样腹泻（5 次/天），严重咽喉疼痛，严重贫血
3	0.121 ～ 0.240	桡骨骨折，不育，阴茎勃起障碍，类风湿性关节炎（晨僵，指关节、掌指关节和腕关节疼痛，掌指畸形），心绞痛（步行 50 m 胸痛评分为 5 分/10 分）
4	0.241 ～ 0.360	膝下截肢，耳聋
5	0.361 ～ 0.500	直肠阴道瘘，智力低下（IQ 55 ～ 70），唐氏综合征
6	0.501 ～ 0.700	重性抑郁，失明，截瘫
7	0.701 ～ 1.000	精神分裂症，痴呆（记忆障碍，失语，失用症），严重偏头痛（无法下床），四肢瘫痪

注：指示症状命名参考国家卫生健康委颁布的《常用临床医学名词（2019 年版）》和中华医学会精神科分会出版的《中国精神障碍分类与诊断标准第三版（CCMD-3）》。

直接测量法的操作较为烦琐，对受访者理解和配合程度要求较高。除使用基于偏好测量工具的直接测量法外，基于健康评定量表进行的间接测量法也是常用的定量测算方法之一。其中，以EQ-5D量表应用最为普遍。常见做法是，基于前瞻性队列研究设计，测量伤残人群在基线期和不同病伤期的健康量表评分，并使用健康量表效用值积分转换体系得到相应的健康效用值（HUI），通过计算病伤前后健康效用值的差值得出其失能权重。目前，基于EQ-5D量表获取失能权重的方法包括以下4种：① 失能权重 = 健康效用值_{普通人群或某病的对照组} − 健康效用值_{疾病}。该方法是目前使用最为广泛的一种失能权重测算方法之一，其考虑了不同地区普通人群（或非患病人群）的自然健康状况，而非理论上的完全健康状况，具有人群和地区特异性。② 失能权重 = 1 − VAS法得分/100。该方法的应用仅次于第一种失能权重测算方法，其计算更为简单，但VAS评分是一种基于个人主观判断的尺度评分方法，其估计结果较为粗糙。③ 失能权重 = 1 − 健康效用值_{疾病}。该方法可以看作是第一种测算方法的简化，其未考虑不同地区人群的自然健康状况及疾病的差异，在一定程度上损失了人群和地区的特异性信息，所得结果相较第一种测算方法更粗糙。④ 映射函数模型（mapping function）。采用某种映射函数（如局部加权散点平滑法、线性回归模型、LASSO回归模型和机器学习算法等），建立健康效用值与失能权重的映射关系，并基于此映射关系对失能权重进行拟合预测。如Noordhout团队利用同一批调查人群的资料，基于EQ−5D量表与GBD2010/2013失能权重量表，分别测算其健康效用值与失能权重，并采用局部加权散点平滑法建立健康效用值与其对应失能权重（logit转换）间的函数关联关系，最后以此函数关系推断各健康状态的EQ−5D健康效用值所对应的失能权重。该方法与前三种方法相比更为复杂，难点在于映射关系的函数构建，但仍有一定应用前景。

　　总体而言，纵使采用通用健康量表具有良好的信效度且易于被受访者理解，但该方法的人力、物力和时间成本依然高昂。同时，通过健康量表获得失能权重的关键是具备适合本国人群的效用积分转换体系，积分转换体系的缺失或者不全将使该方法的应用受到很大限制。目前可用于转换健康效用值的量表多为通用健康量表，对不同疾病的健康状态测量而言，量表的敏感性和专适性难免有限。

（三）基于经济费用测量伤残权重指标

失能程度是患者医疗费用的重要影响因素，失能程度越高的患者医疗费用往往也越高。基于疾病医疗费用的失能权重测算可为经济负担测量提供一种全新思路。失能权重的本质是一个比值，其取值范围从 0 ～ 1 可反映病伤造成的健康损失大小。0 代表完全健康，对应病伤治疗费用是 0 元；1 相当于死亡，对应基于病伤治疗费用的测算。因此可用最高平均经济费用组的病伤费作分母，以此为统一比较的标杆，在不影响各病伤间的失能程度大小比较关系的前提下，可将测算的各病伤失能权重值阈投射在 0 ～ 1 的实数区间上。以平均住院费用为基础，通过式 3 - 18 构建失能权重比值：

$$某病伤失能权重 = \frac{该病伤的平均住院费用}{最高病伤组的平均住院费用} \quad (3-18)$$

病伤分类和医疗卫生费用测算是基于经济费用构建伤残权重指标的关键。疾病诊断相关分组（diagnosis related group，DRG）是病伤分类的主要手段之一，通过病例组合的思想对病例进行同质化分组，进而借助权重调整实现组间的可比。DRG 以临床医学诊断（基于解剖和生理系统的特征做诊断）和临床操作干预（内、外科和非手术操作等）为病例分组的基本依据，综合考虑病例的个体特征如年龄、并发症和伴随疾病，将临床过程相近、资源消耗相似的病例分到同一个组中。但 DRG 的病伤分类关联了较多的临床处置方法，如手术操作等，而病伤失能权重研究重视的是疾病本身带来的经济损失，治疗方式的选择不应作为失能权重的主要病伤分类依据。因此，在基于 DRG 分组的权重推导过程中，可忽略内、外科操作的影响，直接按照病例的主要诊断和其他诊断划分为疾病大类与病伤主干，结合病例的年龄、并发症和伴随病情，细分为各个病伤组，并测算各组的医疗卫生费用指标，如平均住院费用。

综合来看，全球的失能权重研究以 GBD 的研究最为权威。但目前国内外对 GBD 获得失能权重的方法尚存在争议。首先，GBD 通过对不同健康状态的描述，将此情景假设为受访者作出选择偏好的主要依据，如果对一种健康状态的描述不能完全反映该健康状态的真实和完整情况，或受访者不了解该疾病，则会影响失能权重的评估。不同国家和地区具有不同的经济社会发展状况与文化价值背景，不同居民对各类疾病的认知与偏好亦有所不同。尤其是对广大发展中国家而言，病伤失能权重的地域、文化和价值观差异明显。此外，不同地区疾病流行状况及疾病谱各异。因此，有必要结合我国的人文背景，对那些公共卫生危害较突出的疾病（如地方性寄生虫病等）的失能权重加以评估和修订，从而更准确地测算相应的疾病负担指标。

二、时间折现率指标

在研究疾病经济负担测量的时间价值问题时，由于一些慢性病或永久性伤残的影响时间跨度较长，可能会出现时间折现的问题。部分研究采用现行利率，另有研究采用相对固定的时间折现率（time discount rate）。时间折现率指标是经济学领域中一个用来反映社会价值的概念，强调人们更偏好于当前的消费而不是未来的消费，在估算疾病经济负担或考虑寿命年的折现问题时都会涉及该指标（在 GBD 1990、GBD 2000 中，采用的标准值为 3%）。

时间折现率是指将未来有限期预期收益折算成现值的比率，是计算资金时间价值的一种尺度，即将不同时间资金价值折算到现时

（或某一特定时点）价值的换算率。该指标取值的高低直接影响成本和效益现值的大小，从而影响分析评价的结论。该指标的估算方法包括资本资产定价模型（capital asset pricing model，CAPM）、加权平均资本成本法（weighted average cost of capital，WACC）及市场分析法（market analysis methods，MAM）。本节将按照最常用的CAPM模型简述如何计算时间折现率。

资本资产定价模型[①]（CAPM）是由美国学者夏普（Sharpe）、林特尔（Lintner）、特里诺（Treynor）和莫辛（Mossin）等于1964年提出的一类资产资本收益率与资产风险在均衡投资状态下的平衡关系定价模型。通常情况下，运用这一模型来估算市场价值，有助于投资者进行风险投资决策。时间折现率计算公式如下：

$$r = R_f + \beta \times MRP + R_D \qquad (3-19)$$

式中，R_f 为无风险收益率；MRP 为市场风险溢价；β 为风险系数，R_D 为个别风险调整值。下文将详细介绍各参数含义，并以实例说明各参数取值及时间折现率测算过程。

案例：某研究者欲对某公司的股权资本进行折现，采用CAPM模型测算该公司的股权时间折现率。研究数据为该公司2011—2020年所在证券所各成分股复权的交易收盘价[②]。分析过程如下。

（一）无风险收益率

无风险收益率（R_f）取值一般为无风险的国债收益率，如选用5年或10年期的政府债券作为无风险收益的取值。在本例中，参考2011—2020年发行的10年期国债平均到期收益率，R_f 取值为3.525%。

---

① 资本资产定价模型（CAPM），是在资产组合理论的基础上发展起来的，是现代金融市场价格理论的支柱。其主要研究证券市场中资产的预期收益率与风险资产之间的关系，以及均衡价格是如何形成的。目前，其被广泛应用于投资决策和公司理财领域。

② 参见上海证券交易所官网（www.sse.com.cn）统计数据。

（二）风险系数

风险系数（β）代表被评估单位权益资本的预期市场，风险报酬率可由债务比率和所得税税率计算得出，公式为：

$$\beta = \beta_u \times \left[1 + (1 - T) \times \frac{D}{E} \right] \qquad (3 - 20)$$

式中，β_u 表示无财务杠杆的 β 值，即资本结构；D 代表长、短期借款的市场价值；E 代表股东全部权益的市场价值；D/E 为参考公司的财务杠杆系数；T 代表参考公司对应所得税税率。

针对上述例子，进一步选择 5 家上市公司作为该公司的参考公司，得到该公司的平均无财务杠杆 β 系数为 0.651，参考公司平均财务杠杆系数为 6.04%，参考公司对应所得税税率为 25%，代入式 3 - 20 得出被评估公司的风险系数 β 为 0.680，计算过程如下：

$$\beta = \beta_u \times \left[1 + (1 - T) \times \frac{D}{E} \right] = 0.651 \times$$

$$\left[1 + (1 - 25\%) \times 6.04\% \right] = 0.680$$

（三）市场风险溢价

市场风险溢价（MRP）是对一个充分风险分散的市场投资组合，投资者所要求的高于无风险利率的回报率，其值为市场收益率与无风险收益率之差。采用几何平均值法计算 MRP，公式为：

$$MRP = Rm - R_f \qquad (3 - 21)$$

式中，Rm 为市场收益率，R_f 为无风险收益率。在本例中，采用几何平均值法计算得到的市场收益率为 10.324%，以国债年平均到期收益率作为无风险收益率，其值为 3.525%，计算得到 10 年来平均超额风险收益率（MRP）约为 6.8%。

（四）个别风险调整值

个别风险调整值（R_D）主要用于衡量被评估对象与相比较对象在个体水平上的风险差异。但是在评估实践中，R_D 主要根据评估师的经验确定，缺乏定性和定量的分析策略，主观性较强。因此，R_D 的确定需要一定的数据作为支撑。

在上述案例中，对该公司的个别风险调整值进行定量评估，可采用因子分析法对个别风险进行评价，综合提炼出 4 个公共因子（指出现在每一个原始变量的表达式中的因子，可理解为原始变量共同具有的公共因素），分别为企业的经营风险（G1）、企业规模风险（G2）、企业内部治理风险（G3）、企业产品阶段风险（G4）。以每一个公因子对应的贡献率为权数，对符合条件的 4 个公共因子进行加权平均计算，即可构建企业个别风险的综合评价函数。根据综合评价函数，计算出该公司的个别风险得分（G_A）为 5.218432，选择 67 家样本上市公司计算其个别风险平均得分（$\overline{G}$）为 5.452885。代入以下公式得到该公司的个别风险调整值为：

$$R_D = \frac{\ln(G_A) - \ln(\overline{G})}{\ln(\overline{G})} = 2.59\% \qquad (3-22)$$

式中，G_A 为该公司个别风险得分值；$\overline{G}$ 为行业平均个别风险得分值。

综上，时间折现率 r 为：

$$r = R_f + \beta \times MRP + R_D = 3.525\% + 0.680 \times$$
$$6.8\% + 2.59\% = 10.739\%$$

前文虽以企业证券的股权资本折现为例，但对医疗卫生行业时间折现率 r 的阐释和估算方法是类似的。一个国家或地区某特定时期的居民健康水平往往可被认为是具有某种价值的"资本"，故对健康状态的折现亦是对这种特定"资本"的折现。此外，在卫生经济学研究中，对某项健康防控措施的近期和远期成本与收益进行综合分析时，我们也需要充分考虑资金的时间价值在其中发挥的作用，这就涉及时间折现率的应用。例如对高血压的治疗，除了控制当前血压，降低未来严重心血管事件发生发展的概率也显得尤其重要。有效的降压治疗可降低未来心血管事件所带来的高额成本，但这些收益要折现成当前价值。如果时间折现率很大，那么未来的成本收益折算到现在就会很小；反之，时间折现率很小，则未来成本收益折现到现在就比较大。所以，卫生和医保系统如果很看重未来的成本收益，就应该选择偏小的时间折现率；如果重视当前的成本收益，则应该增大时间折现率。

在疾病负担研究中，测量疾病经济负担或估算伤残调整生命年（DALY）通常也需要进行时间折现，我们将会在下文进行介绍。

三、综合经济负担测量指标

疾病经济负担是指由于疾病、失能（伤残）和过早死亡给患者、家庭和社会带来的经济损失及为防治疾病而消耗的卫生经济资源。[1] 该指标通过对由疾病所引起的经济耗费或经济损失进行测算和分析，从经济层面研究和比较不同疾病对人群健康的影响。按疾病对社会与人群的影响，疾病经济负担可分成直接经济负担、间接经济负担和无形经济负担。不同类型经济负担的测量常通过多种指标，如发病率、患病率、死亡率、潜在寿命损失年（YPLL）和伤残调整生命年（DALY）等进行估算。与传统指标相比，DALY 的综合性较强，且同时考虑了早死损失生命年（YLL）和伤残损失生命年（YLD）两部分，能更好地适用于疾病负担的综合评价。此外，DALY 有较好的公平性，对不同社区、不同种族以及不同国家均有可比性，是一种合理的人群健康状况评价指标。因此，DALY

---

① 陈心广主编：《全球健康研究方法》，人民卫生出版社 2018 年版，第 1 页。

是现阶段最常使用的估算疾病经济负担的指标。

（一）DALY 计算方法

DALY 的计算方法如下：

$$DALY = YLL + YLD \qquad (3-23)$$

YLL 与 YLD 的计算已在前文阐述过。然而一些慢性病或永久性伤残的时间跨度较长，在用 DALY 测量疾病经济负担时还存在着年龄和时间价值差异的问题。对此，2010 年以前的 GBD 研究在 DALY 的计算中引入了健康寿命年的年龄相对重要性［即年龄权重（age weight）系数］和健康寿命年的时间相对重要性（即时间折现率）两个概念。简要介绍如下：

1. 健康寿命年的年龄相对重要性（年龄权重系数）

不同年龄的人群在社会中所起的作用是不一样的，因而在计算不同年龄人群寿命损失的时候，需要对年龄权重系数进行加权。计算公式如下：

$$年龄权重系数 = C \times x \times e^{-\beta x} \qquad (3-24)$$

式中，e 为自然对数；x 为年龄；β 为 0.04，此值由世界银行和世界卫生组织共同推荐使用，可使年龄权重系数在年龄处于 0 ~ 25 岁之间时快速上升到达峰值，然后缓慢下降直至趋于 0[1]，C 为选用的常数，一般定为 0.1658。

2. 健康寿命年的时间相对重要性（时间折现率）

对于健康个体来说，时间折现率在反映疾病负担测量的时间价值问题时，反映的是人们更偏好于享受现在的健康而不是未来的同

---

[1] World Bank. World Development Report 1993: Investing in Health. (http://hdl. handle. net/10986/5976), 2023 - 07.

等健康的时间。对离散形式的时间点，如 1，2，3，…，n 年，假设某个体死亡，其潜在期望寿命损失 30 年（$n = 30$）。那么，相对于其死亡后第 1 年，其死亡后第 2 年的损失年只相当于死亡后第 1 年的 $1/(1 + r)$，而其死亡后第 30 年的实际寿命损失只相当于死亡后第 1 年的 $1/(1 + r)^{n-1}$ $1/(1 + r)^{29}$，其中，$1/(1 + r)$ 是固定的折现系数，不随时间变化。对连续形式的时间，即时间为连续随机变量，全球疾病负担研究采用了 3% 的时间折现率来估算未来的生命损失相当于现在生命损失的数量，对时间连续的时间价值系数的函数公式如下：

$$时间价值系数 = e^{-r(x-\alpha)} \qquad (3-25)$$

式中，e 为自然对数；r 为时间折现率，全球疾病负担研究标准值为 3%；x 为期望年龄；α 为死亡或伤残发生年龄；$x - \alpha$ 为伤残持续年数。

综上，在经年龄权重系数和时间折现率校正后，年龄别 DALY 的计算公式为：

$$DALY = \int_{x-\alpha}^{x-\alpha+L} DW \times C \times x \times e^{-\beta x} \times e^{-r(x-\alpha)} dx \qquad (3-26)$$

式中，x 为期望年龄；DW 为伤残权重系数；C 为年龄权重调节因子；L 为伤残持续时间或死亡的损失时间；r 为时间折现率；α 为死亡或伤残发生年龄；β 为年龄权重函数的参数。

（二）DALY 的应用

1. 衡量疾病健康负担

其应用包括：通过 DALY 追踪全球或一个国家（一个地区）疾病负担的动态变化，或检验人口的健康状况在一定时期内 DALY 的减缓或加剧情况，对已有的卫生健康策略和实施行动计划进行初步的评价，测定医疗卫生干预措施的有效性等。此外，对不同地区、不同对象（分性别、年龄）的各病种进行 DALY 的测算，帮助确定危害严重的主要病种、重点及高发人群或高发地区等，为确定防治重点及研究重点提供重要依据。

2. 成本效果分析

DALY 可作为成本效果分析的一个重要指标。DALY 可测算一个国家或地区每一种疾病和伤残的负担，即其对健康寿命所造成的损失值，客观地说明疾病对健康危害的大小，找出影响健康的主要危险因素，为人们制定国家或地区卫生政策和措施提供科学依据。一个国家或地区的卫生资源是有限的，如何把有限的资源以最合理又经济的方式投放在最需要的地方，以最少投资换取最好的收益是极受关注的问题。资源配置的优先选择应以成本效果为核心，以DALY 来衡量成本效果，挽回的 DALY 值越高，则成本效果越好，即其获得的健康收益最大。例如，对肺结核的化疗和对糖尿病的管理，政府都投入 10 万美元，分别可使 500 个患者受益，然而前者的 DALY 收益为 3500 个，而后者仅为 400 个，故对肺结核的干预可取得更好的健康收益。

值得说明的是，采用 DALY 测算结果评判各病种的不同干预措施所能挽回的 DALY 的相应所需成本，可以确定最佳干预措施来防治相关重点疾病，使有限的资源发挥更大的挽回健康寿命年效果。世界银行的报告[1]指出，运用成本效果的方法并非把大多数资金投向疾病负担最重的领域，而是把资金投入能创造更高健康收益的领域。根据不同疾病与伤害 DALY 的大小及干预措施收益的大小，可以确定未来干预措施的优先顺序，详见表 3 - 3 - 3。

---

[1] 世界银行：《文件与报告库》，见世界银行官网（https：//documents. shihang. org/zh/publication/documentsreports/documentdetail/912621468340766666/world-development-report-1993-investing-in-health-executive-summary），2023 年 3 月 20 日。

表 3 - 3 - 3　国内外已采取干预措施的多种病伤之成本效果分析

挽回一个 DALY 的成本	疾病
低成本（<100 美元）	传染病、围产期疾病、营养不良、贫血、维生素 A 缺乏症、白内障、肺癌、肝癌
中成本（250～999 美元）	神经性精神病、抑郁症、糖尿病、局部缺血性心脏病、慢性肺梗阻、肝硬化、成人车祸
高成本（≥1000 美元）	脑血管疾病、胃癌

注：参考的文献《DALYs 及其在疾病负担与成本效果分析中的应用》并未分析 100～250 美元情景下的成本效果比。

3. 疾病经济负担测量

将 YLL 与人力资本法结合起来，可以估算疾病的间接经济负担，以人均国民生产总值为基础，计算每人年生命损失所带来的社会经济损失，计算公式为：

$$间接经济负担 = 人均 GDP \times YLL \times 生产力权重 \qquad (3-27)$$

式中，人均 GDP 为疾病负担研究人群所在区域的人均 GDP；YLL 为因早死所致的寿命损失年；生产力权重在各个年龄段的取值不同，15～59 岁最高，小于 15 岁与大于 59 岁年龄段偏低，反映不同年龄段人群患病对社会价值创造的影响程度不同。

随着疾病负担测量方法的发展，现阶段更常使用 DALY 与人力资本法相结合的方法来估算间接经济负担。计算公式参见第六章第三节的式 6 - 42。此外，0～14 岁年龄组未参加社会财富的创造，其生产力权重为 0.15；15～44 岁和 45～59 岁年龄组创造财富多，其生产力权重分别为 0.75、0.80；60 岁以上年龄组生产力权重降为 0.1。

例如，在 2016 年某研究得出某地 71 例重症肺炎（severe healthcare associated pneumonia，SHAP）患者的 DALY 损失为 172.35 人年（Person-years），人均疾病负担为 2.43 人年，2016 年

该地区的人均 GDP 为 53935 元，代入公式得 71 例 SHAP 患者总体间接经济负担为 3651414.07 元，人均间接经济负担为 51428.37 元，其余计算结果见表 3－3－4。

表 3－3－4　不同年龄组 SHAP 患者所致间接经济负担

年龄组 （岁）	生产力 权重	患者 例数	总 DALY （人年）	间接经济负担（元）	
				总数	平均
30～	0.75	2	24.61	995434.04	497717.02
45～	0.80	14	49.24	2124648.17	151760.58
60～	0.10	35	66.67	359596.62	10274.19
70～	0.10	17	28.03	151231.71	8895.98
≥80	0.10	3	3.80	20503.53	6834.51
合计	－	71	172.35	3651414.07	51428.37

第四节　本 章 小 结

　　本章系统介绍了目前疾病负担研究中健康负担和经济负担的主要测量指标。健康负担测量主要采用 YLL 测量早死造成的疾病负担，采用 YLD 测量伤残（失能）造成的疾病负担。经济负担测量主要介绍了伤残权重的三种常用构建思路与方法，包括基于德尔菲法的伤残权重构建方法、基于量表调查的伤残权重构建方法，以及基于经济费用的伤残权重构建方法。基于人们更倾向于"当前利益"的观点，本章第三节结合案例介绍了时间折现率的计算方法及其在 DALY 测算中的应用。

　　DALY 是目前疾病负担测量应用最为广泛的指标，它综合反映了由早死造成的健康寿命年损失和因伤残造成的健康寿命年损失。在 DALY 中引入时间折现率和年龄权重系数，可反映在病伤不同阶段、社会不同时期，由病伤所造成的不同年龄段人群的疾病负担。此外，DALY 指标也可以用于进行跨地区、跨病种的疾病负担比较。通过计算不同病种、不同干预措施所能挽回的 DALY 相对应的成本，有助于卫生决策者实现卫生资源效果的最大化。

尽管 DALY 已成为公认的疾病负担评价指标，但一些学者仍指出其有不足之处，特别是 DALY 计算所用的标准期望寿命，其本意是为增加各国家或地区结果的可比性，但有些国家和地区所用的标准期望寿命过高，在比较过程中明显高估了一些欠发达国家或地区的疾病负担。此外，逐渐有研究者从"生物—心理—社会"医学模式的角度来综合考虑疾病带给个人、家庭及社会的影响，提倡通过测量患者的个人负担、家庭负担和疾病造成的社会负担，并采用专家咨询法获得各负担类别在总疾病负担中所占的权重，来实现疾病负担的综合评价（comprehensive burden of disease，CBOD）。虽然目前对家庭和社会群体的疾病负担研究已有了初步探索分析，但由于开展研究的疾病种类有限，并存在很难追踪随访患者的全部家庭成员等诸多实际问题，CBOD 的相关研究尚有待进一步开拓。

参考文献

［1］ HAAGSMA J A，POLINDER S，CASSINI A，et al. Review of disability weight studies：Comparison of methodological choices and values ［J］. Population health metrics，2014，12（20）.

［2］ LOKKERBOL J，WIJNEN B F M，CHATTERJI S，et al. Mapping of the World Health Organization's Disability Assessment Schedule 2.0 to disability weights using the Multi-Country Survey Study on Health and Responsiveness ［J］. International Journal of Methods in Psychiatric Research，2021，30（3）：e1886.

［3］ MURRAY C J L，LOPEZ A D，et al. The Global burden of disease：A comprehensive assessment of mortality and disability from diseases，injuries，and risk factors in 1990 and projected to 2020 ［M］. Boston：World bank & harvard school of public health，1996.

［4］MURRAY C J L，ACHARYA A K. Understanding DALYs ［J］. Journal of health economics，1997，16（6）：703 – 730.

［5］STOUTHARD M，ESSINK-BOT M L，BONSEL G J，et al. Disability weights for diseases in the Netherlands ［J］. Tijdschrift voor gerontologie en geriatrie，1997（1）：25.

［6］SCHOEN R. Calculating life tables by estimating Chiang's a from observed rates ［J］. Demography，1978，15（4）：625 – 635.

［7］TAKEMOTO M L，FERNANDES R A. The Quality of life of patients with the top 5 diseases and the way to reflect the burden of diseases in Thailand：a country – wide multicenter eq – 5d measurement，2010 ［C］. Value in Health，2011，14（7）：A404.

［8］孙秋芬，吕筠，李立明. 期望寿命相关指标的发展和应用 ［J］. 中华流行病学杂志，2021，42（9）：1677 – 1682.

［9］周脉耕，李镒冲，王海东，等. 1990—2015 年中国分省期望寿命和健康期望寿命分析 ［J］. 中华流行病学杂志，2016，37（11）：1439 – 1443.

［10］胡葵茹. 构建人群健康日调整期望寿命指标的三种方法比较：以山东省潍坊市数据为例 ［D］. 北京：北京协和医学院，2021.

［11］袁海霞，汪南平，史德. 德尔菲法确定潜艇舱室空气污染要素权重系数的研究 ［J］. 海军医学杂志，2004（4）：295 – 297.

［12］臧新中，李焕璋，钱门宝，等. 重点蠕虫病伤残权重研究进展 ［J］. 中国寄生虫学与寄生虫病杂志，2018，36（5）：510 – 515.

［13］ 杨敬，沈清，雷通海，等．浙江省主要恶性肿瘤失能权重评定［J］.中国公共卫生，2007（8）：931－933.

［14］ 程思宇，张岚，潘敬菊，等．健康期望寿命指标的应用与发展［J］.公共卫生与预防医学，2020，31（1）：34－37.

［15］ 程萱，雷海潮．疾病负担的失能权重研究：基于病伤费用比较的新方法［J］.中国卫生经济，2018，37（6）：40－44.

［16］ 朱娟，严鑫鑫，代敏，等．基于 EQ-5D 健康测量获取失能权重方法的系统评价［J］.中国循证医学杂志，2020，20（7）：782－788.

［17］ 贾铁武，周晓农．疾病负担（DALY）的评价与应用［J］.中国寄生虫学与寄生虫病杂志，2005（5）：304－308.

［18］ 沈嘉瑜，黄颖利．收益法评估中折现率的计算问题研究［J］.智富时代，2017（9）：17.

［19］ 胡晓明，冯军．企业估值中折现率的确定：基于 CAPM 模型［J］.会计之友，2014（2）：18－23.

［20］ 余飞，费苛，张震巍．我国糖尿病死亡损失寿命年和间接经济负担研究［J］.中国卫生经济，2011，30（4）：73－74.

［21］ 罗丽莎，宇传华，孟润堂，等．应用伤残调整寿命年分析中国脑卒中疾病负担与危险因素［J］.中国卫生统计，2017，34（4）：542－545.

［22］ 庄润森，王声湧．DALYs 及其在疾病负担与成本效果分析中的应用［J］.广东卫生防疫，2001（3）：19－23.

［23］ 纪灏，张静，窦颖，等．应用 DALY 结合人力资本法研究某三甲专科医院医院获得性重症肺炎的间接经济负担［J］.中国感染控制杂志，2018，17（12）：1055－1059.

第四章 健康期望寿命的测量

第一节 概念及定义

一、期望寿命与健康期望寿命

期望寿命（LE）既可以综合反映各年龄组的死亡水平，也可表明人群的健康水平，是社会、经济、文化和卫生发展水平的综合体现，其具体定义详见第三章的"寿命测量指标"。然而，期望寿命仅考虑了人群的寿命长度，并未考虑残疾、患病等非死亡健康结局。生存质量的优劣也是评价人群健康水平的重要维度。Sanders 于 1964 年将伤残加入期望寿命，首次提出有效生命年（effective life year）的概念；1971 年，Sullivan 首次提出编制健康期望寿命表的方法，称"Sullivan 方法"（沙利文法）；WHO 于 2000 年首次使用健康期望寿命（HLE）指标体系中的伤残调整期望寿命（DALE）作为健康的衡量指标，后续对其计算方法进行了改进，并沿用至今。

本章重点介绍健康期望寿命的测量与应用现况。健康期望寿命是指某年龄人群在健康状态下预计能存活的年数。健康期望寿命将期望寿命分成良好健康状况和较差健康状况两种情况，同时考虑年龄组死亡率、患病率和不同健康状况，以良好健康状况下的期望寿命来反映人群的健康水平。与期望寿命相同，健康期望寿命可以在地区、性别和职业等不同的人群中进行比较。

二、健康期望寿命指标的分类

广义上的健康期望寿命是测量人群健康水平的一个综合性指标，可按计算时是否有权重调整将其分为健康状态期望寿命（HSE）指标群和健康调整期望寿命（HALE）指标群两大类。健康期望寿命指标家族体系如本书第三章图 3 - 2 - 3 所示。

（一）HSE

健康状态期望寿命指在特定健康状态下的生存年数，在计算时不做权重调整，不同研究可选择不同的健康状态作为 HSE 的评价终点，如无特定疾病、残疾或日常活动能力受限等。其主要包括基于国际疾病分类（international classification of diseases，ICD）的无疾病期望寿命（disease-free life expectancy，DFLE），基于《国际功能、残疾和健康分类》（ICF）的无残疾期望寿命和基于自评健康状况的自评健康期望寿命三类指标。

（1）无疾病期望寿命。根据国际疾病分类的定义，该指标以某种或某一类疾病的发生作为判定终点。常见的如无糖尿病期望寿命（diabetes-free life expectancy）或无痴呆期望寿命（dementia-free life expectancy）。

（2）无残疾期望寿命。根据《国际功能、残疾和健康分类》的标准，以残损、残疾、残障或活动受限、功能受限为判定终点。类似地，还可通过日常活动能力（ADL）和工具性日常活动能力（IADL）等量表判断个体生活自理能力是否丧失，计算活动期望寿命（ALE）。

（3）自评健康期望寿命。此类指标以人群自评健康状况或可感知的健康体验为依据，对人群健康状况进行评定。自评健康状况一般采用 36 条目简明健康调查表（SF-36）、欧洲五维生存质量量表（EQ-5D）等进行调查。

（二）HALE

健康调整期望寿命将由疾病或残疾导致的不完全健康状态下的生存年数考虑在内，表示个体可在完全健康状态下生存的平均年数。在计算 HALE 时，需要将不同健康状态的权重值，即健康相关寿命质量（HRQOL）权重整合到期望寿命的估计值中。健康调整期望寿命指标群主要包括伤残调整期望寿命（disability-adjusted life expectancy，DALE）和质量调整期望寿命（QALE）两类指标。

（1）伤残调整期望寿命。该指标用于判断不同伤残水平对期望寿命和寿命质量的综合影响，指对在疾病所致伤残状态下的非完全健康生存年数进行加权调整后得到的平均期望寿命，因而其可通过伤残损失生命年（YLD）进行推算。此外，也可根据 HALE 的定义使用 HRQOL 权重求得不同健康状态下 HSE 的加权总和作为 DALE。在计算 DALE 时一般使用伤残权重作为 HRQOL 权重，较为著名的如 GBD 伤残权重[①]。有关伤残调整期望寿命计算方法的详细介绍见本章第二节。

（2）质量调整期望寿命。该指标用于判断生存质量或健康状态对期望寿命和寿命质量的综合影响，多用于临床或公共卫生干预措施的成本效果分析，可用质量调整生命年（QALY）的计算公式推导。在 QALY 计算中，经常使用健康效用值（health state utility，HSU）作为 HRQOL 权重，其一般通过多属性效用（multi-attribute utility，MAU）量表进行评分测量。MAU 中应用较为广泛的包括健康效用指数（health utilities index，HUI）量表，HUI 量表由 HUI2 和 HUI3 组成，二者相互独立又相互补充，共同描述约 100 万种特定健康状态（涵盖能力损伤或失能）。其中，HUI2 重点关注能力状态，涉及人口健康的 7 个维度：感觉、行动能力、情绪、认知、自我照料、疼痛感觉和生殖功能；而 HUI3 则重点关注失能，涉及

---

① https：//ghdx. healthdata. org/record/ihme-data/gbd－2019－disability-weights.

视觉、听觉、言语功能、步行功能、灵活性、情绪、认知功能和疼痛感觉 8 个维度。有关 QALY 的计算方法的介绍详见第二章第三节。

（三）HSE 和 HALE 的区别与联系

HSE 指标群描述的是不同健康状态人群的实际生存年数，可根据"健康状态"将其分为不同的健康期望寿命指标，将人群期望寿命分解为完全健康的 HSE 和各类非完全健康的 HSE。而 HALE 指标群是一类权重型指标，其基于一套对不同健康状态分别赋值的权重系数，对各健康状态下生存时间进行加权调整，计算得到等价于完全健康状态的健康期望寿命。

HSE 和 HALE 指标群各有优劣。HSE 指标群的评价目的和重点突出，指标针对性较强，单一维度的测量方式有助于说明不同健康问题的影响，但各指标间的可比性较差；而 HALE 指标群侧重于健康状态的综合测度，将生存期内多维度的健康状态视为整体进行评价，更加全面合理，但完整覆盖各维度健康状态的资料往往难以获取，而且存在权重调整方法不统一的问题。

HSE 和 HALE 虽然是两个不同的指标群，但二者却有着千丝万缕的联系。当 HRQOL 权重与年龄无关时，HALE 可以被看作是多种特定健康状态下 HSE 加权后的总和，即：

$$HALE = HSE_1 + \omega_2 \times HSE_2 + \omega_3 \times HSE_3 + \cdots + \omega_n \times HSE_n$$

$$(4-1)$$

式中，HSE_1 为完全健康的 HSE；HSE_2，HSE_3，$\cdots$，HSE_n 为各类非完全健康的 HSE；ω_n 则为相对应的 HRQOL 权重，取值范围为 $0 \sim 1$。

三、健康期望寿命的应用价值

健康期望寿命是在期望寿命的基础上进一步计算得来的。相较于期望寿命，健康期望寿命不仅考虑了生命的长度，而且更加强调生命的质量，因而被广泛应用于衡量人群健康状况和评价卫生系统绩效，为世界卫生资源分配和卫生事业发展提供直观有效的证据。例如，健康期望寿命和伤残进程国际网络（International Network on Health Expectancy and the Disability Process，REVES）将 DFLE 作为定期测算公布的全球性健康期望寿命指标之一；疾病负担研究领域最为权威的全球疾病负担研究（GBD）项目提供了 10 种衡量全球疾病负担水平的指标，其中就包括健康期望寿命 HALE[①]。此外，WHO 自 2001 年开始逐年发布全球健康期望寿命 HALE 的测算结果，其中的《世界卫生统计报告 2022》指出，在新冠肺炎大流行以前的 10 年间（即 2020 年以前），全球健康期望寿命明显提高，由 2000 年的 58.3 岁提高至 2019 年的 63.7 岁，说明世界卫生事业得到了长足发展。

第二节　健康期望寿命的研究方法

健康期望寿命的评估涉及期望寿命评估和健康状态评估两部分内容。

[①]　GBD 项目和 WHO 发布的《世界卫生统计报告》所提到的健康调整期望寿命（HALE）为狭义的健康期望寿命（HLE），其实质即为本章中的伤残调整期望寿命（DALE），也可理解为基于伤残损失生命年计算的健康调整期望寿命 $HALE_{YLD}$ 指标（具体计算方法详见本章第二节）。GBD 项目将健康期望寿命（healthy life expectancy）和健康调整期望寿命（health-adjusted life expectancy）二者通用，英文缩写形式均为 HALE。另外，WHO 在 2000 年首次使用伤残调整期望寿命（DALE），并以此作为健康的衡量指标之一，随后于 2001 年对 DALE 计算方法进行了改进，且正式更名为健康调整期望寿命（healthy-adjusted life expectancy，HALE）。在后续的《世界卫生统计报告》中，WHO 又将 healthy-adjusted life expectancy 简化表达为 Healthy life expectancy，但缩写形式仍为 HALE，国内一些文献将其译为健康期望寿命，请读者注意区分和鉴别。

一、期望寿命评估

期望寿命的评估方法较为简单，常规方法是基于现有的人口登记数据和死亡登记数据编制现时寿命表，寿命表的编制方法详见第三章第二节。

二、健康状态评估

健康状态评估是健康期望寿命测算的核心，对"健康"的不同定义将引申出不同的健康期望寿命指标。例如，无疾病期望寿命的测算根据是否患有某种疾病来定义健康，评估各种疾病在人群中的流行情况；无残疾期望寿命的测算根据是否伤残或失能来定义健康，获得各种伤残状态在人群中的分布情况；自评健康期望寿命的测算则根据人群自评健康状况来定义健康，获得各类人群中自我感知健康的比例，从而达到评估健康状态的目的。

（一）常用健康状态评估工具

1. ICD 和 ICF

《国际疾病分类（ICD）》和《国际功能、残疾和健康分类（ICF）》是由世界卫生大会通过，世界卫生组织权威发布的两类"与健康及其相关领域有关的"标准分类编码体系。其中，ICD 主要对包含疾病、障碍、损伤等在内的健康状况进行分类；而 ICF 对健康状况有关的功能和残疾进行分类。因此，ICD 和 ICF 是相互补充的。如前所述，无疾病健康寿命的测算一般按照 ICD 编码体系对疾病进行定义，无残疾健康寿命的测算则一般按照 ICF 编码体系对残疾、残障和残损进行定义。目前，国际上 ICD 编码体系的最新版本为 ICD-11，我国已引入，并于 2022 年 1 月 1 日生效。

2. 问卷、量表

问卷或量表是另一类衡量人群健康状况的有效工具，可直接通过调查获取结果，不需要链接卫生服务和疾病监测系统中的记录，因此得到广泛应用。

如前所述，日常活动能力（ADL）量表和工具性日常活动能力（IADL）量表能够对个体活动受限情况进行评估，如 ADL 量表共评估 6 种日常活动，包括洗澡、穿衣、进食、自如就座、走路及如厕。根据受访者是否能完成以上活动，评估其活动受限情况，并分为如下等级：0 级，无任何体力活动困难；1 级，轻微活动限制；2 级，中等活动限制；3 级，严重活动限制；4 级，完全活动限制。ADL 量表经常被用于老年人的活动期望寿命（ALE）测算，无任何体力活动困难（0 级）的剩余期望寿命年即为 ALE。

36 条目简明健康调查表（SF-36）和欧洲五维生存质量量表（EQ-5D）是常见的用于衡量自评健康状况的问卷。以 SF-36 量表为例，该量表第 1 题、第 33—36 题针对自评总体健康状况进行调查，分别设有 5 个选项，由好至坏分别赋分 100 分、75 分、50 分、25 分、0 分。5 个条目的平均得分可以反映个体的总体自评健康状况。研究人员可根据 SF-36 中国普通人常模的总体健康均值下界，将总体自评健康状况得分转换为自评健康组或自评非健康组（如 SF-36 量表中国普通人常模总体健康的均值为 68.2 分，标准差为 19.4 分，那么可将 SF-36 量表得分大于 48.8 分的调查对象定义为健康），求得各年龄组人群的自评非健康比例，以此推算得到自评健康期望寿命。

此外，常用的量表还包括 WHO 生存质量问卷（WHOQOL）等普适量表，以及糖尿病生存质量量表（DQOL）等专病量表，详细介绍见第五章。

值得注意的是，此类工具依赖于个体对自我健康状况的主观认知评价，结果容易受到个体社会学特征（如性别、年龄、文化程度和收入水平等）的影响。因此，在采用人群自报的健康资料评估健康水平时可能发生"切点位移偏倚"（即个体社会学特征会对自报健康资料的切点①产生影响）或"顶效应"（即人群调查的实际应答结果明显偏向于较好的健康状况），导致自报健康资料的跨人群可比性差，需要利用健康情景问卷和分层序次 Probit 模型（hierarchical ordered probit model，HOPIT 模型）进行调整，提高不同人群自报健康水平的可比性。

　　健康情景问卷的基本原理是利用同一系列假想人物的健康情景问题（表4-2-1），对不同调查对象进行提问，从而使调查对象之间的回答具有可比性。其有两个基本假设：一是"情景等值性"，即健康情景问题是事先设定好的"客观存在"，其所描述的虚拟人物的潜在真实健康状态不随调查对象的变化而变化；二是"调查一致性"，即调查对象评价每个情景，以及评价自身健康状态的标准应一致。在两种假设条件下，健康情景评价结果的变化是由于调查对象间自身评价标准的差异造成的，即出现"切点位移偏倚"。因此，需要通过统计学方法对自报健康水平进行调整和运算，才能使其具有跨人群可比性。HOPIT 模型是常用的一种校正方法，由标准有序 Probit 模型发展而来，其目的是将不可比的个人主观自报健康水平转化为基于相同评价标准推导的健康状况，进而实现自报健康水平的校正。对此内容感兴趣的读者可自行查阅相关文献。

---

① 切点：划分健康与非健康状态的截断点。

表 4 - 2 - 1　健康调查问卷中自报健康问题和健康情景问题的举例
（以活动能力为例）

条目	情景	问题
自报健康	问题	总的来说，您日常活动时感觉困难程度如何？
健康情景	问题	您觉得处于以下情景的某个人在日常活动方面的困难程度怎样？
	情景 1	某人可以走路 200 米以上而没有任何问题，但是在走路超过 1000 米或者爬一层楼梯以后感觉劳累。他/她的日常活动没有问题，比如从市场里把购买的食物带回家
	情景 2	某人走路、跑跳等各方面都没有问题。他/她一周两次慢跑，每次 4000 米
	情景 3	某人不参加锻炼。因为肥胖，他/她不能爬楼梯或者参加体力活动，他/她能从事一些轻体力的家务劳动
	情景 4	某人颈部以下瘫痪。他/她不能活动手臂和腿脚，也不能移动身体。他/她完全被限制在床上
	情景 5	某人由于健康问题，下肢明显浮肿。因为感觉腿部沉重，他/她不得不花费一些力气才能在家里走动

（二）健康状况资料的获得

健康期望寿命研究中所使用的数据类型主要有两种：横断面数据和面板纵向数据，分别通过人群健康状况抽样调查和常规监测报告两种途径获取。自报（或自评）健康调查资料是健康期望寿命研究中常用的一类横断面数据，一般通过抽样调查收集获得研究对象多维度健康状况评价资料，其获取方法直接，可操作性强。监测报告资料则相对客观，一般通过疾病监测、卫生服务调查和医疗保险登记等途径来收集人群中各种疾病的诊断和治疗信息。一般而言，监测报告资料须尽可能全面覆盖人群各种健康状态，且有足够样本数量和地理覆盖范围，这需要完善的信息系统支持和足够的卫生经费投入。

三、健康期望寿命的测算方法

（一）沙利文法

沙利文法是计算健康期望寿命最广泛使用的方法，其主要基于各年龄组的人口和死亡数据制作的简略寿命表来计算健康期望命，并可以考虑各年龄组人口失能、疾病和伤残等不良健康事件的患病率。沙利文法是在期望寿命的基础上，将人的生理存活状态分为健康状态和非健康状态，通过在简略寿命表上添加若干指标，如年龄别伤残率（或伤残测度）、年龄别健康状态人年数、年龄别健康状态累计生存人年数，以及年龄别健康状态期望寿命等来实现健康期望寿命的计算。沙利文法使用横断面健康状态资料，采用实际患病率代替患病概率的方法，计算不同健康状态的生存人年数，得到的结果实际是调查时点人群健康状态的比例，且不受年龄结构的影响。但该方法只考虑从健康到死亡的健康状态递减过程，没有考虑不同程度健康状态可能存在的病情往复和结局转归。

（二）多状态寿命表法

多状态寿命表法也称为增减寿命表法，适用于处理纵向调查资料，通过队列各种健康状态之间的相互转换发生率，来计算人群健康状态下的生存年数和健康期望寿命。多状态寿命表法基于马尔可夫模型（Markov model）建立，该模型假定从一个健康状态转换至另一个健康状态的过程存在转移概率，一个状态的发生不受以往状态持续时间以及发生频率的影响，在一段时间内个体的健康状况变化服从多态随机游走（multistate random walks）。该方法考虑了各种健康状况之间的转换概率，并考虑了不同健康状况之间的死亡风险差异，使用人群各年龄组疾病/伤残的发病率、恢复率和死亡率数据，计算人群健康状态生存年数和健康期望寿命。

然而，并非所有健康状态的转换都是可逆的，不可逆健康状的测量需要尽量准确，以减少错误分类导致的偏差。多项衰减寿命表（multiple-decrement life tables）法引入了这种思想，可以被看作是多状态寿命表法的特例。多状态寿命表法的主要优点是其能捕捉与年龄相关的健康下降和改善的影响，从而更加真实地模拟了人口健康变化的动态，计算结果更贴近人群实际健康状况，多用于处理纵向随访资料。但多状态寿命表法的劣势也显而易见。其完全依赖于纵向数据的可用性，这样的纵向数据往往需要通过大规模调查来获得，从而计算相应健康结局的发病率，需要耗费大量的人力和财力。除此之外，一般纵向调查的调查间隔时间较长，无法记录两次调查间隔时间内人群的健康状况，调查间隔时间往往也有所不同，差距通常较大，这都会严重影响转移概率的估计和推导。

（三）等级隶属度模型

1982 年，Woodbury 和 Manton 在模糊理论的基础上提出了等级隶属度模型。该模型将健康定义为一个连续性状态，即个体可以同时被分在几种不同健康状态的群体中。比如，某个体有多大比例属于第一健康分类，有多大比例属于第二健康分类，有多大比例属于第三健康分类，以此类推，然后定量分析不同群体的归类程度，构建如 Logistics 回归或层次贝叶斯模型等。该模型最早应用于对躯体和精神疾病症状的分类，为难以区分各种健康状态的界限问题提供了较好的解决思路。等级隶属度模型不需要将个体固定分类在某个健康状态的群体中，因而在描述疾病、伤残水平时更加灵活。但是，构建等级隶属度模型需要设定较多在实际应用中不易得到的参数，如在估计高龄老人健康期望寿命时，需要考虑其临终前各类健康状态（包括生活自理能力水平等），而这种资料一般需要通过全国性或区域性的调查随访获得，因而有关参数的可及性往往受限。

（四）微观仿真法

如前所述，多状态寿命表法在估计转移概率时存在一些局限性，因此，Laditka 等人于 1998 年建立了微观仿真法。微观仿真法与多状态寿命表法相似，其基本原理是计算研究人群各种健康状态之间的转移概率。微观仿真法也需要人群纵向资料，但要求获取资料的调查间隔时间较短，比如要达到季度、月度或更短间隔。此类资料获取成本较高，实际操作较为困难。此外，微观仿真法在估计健康状态的转移概率时，需要对目标人群每个个体的生命轨迹都进行详尽的模拟，即按照加权健康分布（weighted health distribution）为每个个体分配一个初始健康状态，并按照固定的时间间隔对个体的健康状态进行更新。在更新某个体的健康状态时需要从均匀分布中为其生成一个随机数，并将其与相应的群体健康状态转移概率相比较。虽然这种方法能够在个体水平上提供较为精确的健康状态转换信息，但是相比于其他方法，计算负担也成倍增加。此外，随机数概念的引入也使微观仿真法的计算结果存在一定随机性，因而该方法在实际研究中的应用也十分有限。

　　以上计算健康期望寿命的方法都是在寿命表的基础上完成的。寿命表的编制建立在实际可靠数据的基础之上，对于一些缺乏统计资料或者资料有误（如漏报、迟报）的地区，其寿命表编制过程中所推算参数的准确性会受到严重影响。例如，年龄别死亡概率是寿命表编制过程中的重要指标，一般需要通过年龄别死亡率推算得到，其推算的准确性受制于年龄别死亡率的数据质量。如果希望对这些缺乏可靠人口登记数据地区的健康期望寿命进行估计，或希望对未来人群的健康期望寿命进行预测，可参考模型寿命表法（model life table）期望寿命的估计思想，即基于实际数据，通过建立数学模型来计算出寿命表的各项参数指标。如 Majer 等利用扩展的 Lee-Carter 模型，通过年龄和日历年两个关键参数，对多状态寿命表中的转移概率进行模型拟合，并对荷兰 55 岁及以上人群 2030年的转移概率进行预测，进而获得了该人群 2030 年的无残疾期望寿命的预测值。①

四、HSE 和 HALE 的测算区别

如前所述，沙利文法是通过将疾病/伤残现患率加入简略寿命表中，得到每个年龄组在完全健康状态和疾病/伤残状态下的生存人年数，进而分别计算出健康状态下和伤残状态下的期望寿命。该方法因计算简单、能够对常规的横向健康评估数据进行分析而成为目前应用最广泛的健康期望寿命测算方法，适用于 HSE 和 HALE 两种指标群的测算。以下内容以 2004 年比利时健康访问调查得到的女性年龄别死亡率和残疾率为例，使用沙利文法来说明两种指标群的计算过程，并对两者加以区分。

（一）HSE 的计算

HSE 的计算思路是将非健康部分的比例添加进寿命表中，其中非健康部分的比例包括疾病死亡率或损失率（如伤残率、失能率）等。详细计算过程如表 4 - 2 - 2 所示：表中第（2）—（8）列的计算详见"第三章第二节（三）"中"寿命表编制原理与方法"；表中第（9）列为调查得到的 2004 年比利时女性残疾现患率（π_x），以此为基础来计算无残疾期望寿命。为表示方便，以下将以 DFLE 代指无残疾期望寿命，但文献中 DFLE 多指无疾病期望寿命，请读者注意区分。

第（10）列的健康生存人年数 h_x 为：

$$h_x = L_x \cdot (1 - \pi_x) \tag{4-2}$$

第（11）列的累积健康生存人年数 H_x 为：

---

① 感兴趣的读者可自行查阅文献"Modeling and Forecasting Health Expectancy：Theoretical Framework and Application."（DOI：10.1007/s13524 - 012 - 0156 - 2）。

$$H_x = \sum h_x \qquad (4-3)$$

第（12）列的无残疾期望寿命 $DFLE_x$ 为：

$$DFLE_x = H_x / l_x \qquad (4-4)$$

第（13）列的剩余寿命无残疾比例为：

$$剩余寿命无残疾比例 = DFLE_x / e_x \qquad (4-5)$$

由表 4-2-2 的计算结果可知，2004 年比利时 80 岁的女性期望寿命为 8.7 岁，她们的无残疾期望寿命为 4.6 岁，即 80 岁女性人群中其剩余寿命有 52.9% 没有残疾。

（二）测算 HALE 与 HSE 的方法学区别

由上文 HSE 的计算过程可知 HSE 计算的是某一种健康状态下的健康期望寿命（2004 年比利时女性无残疾状态下的期望寿命）；而 HALE 是指将各种疾患进行权重调整，计算得到处于某年龄组的人群在完全健康状态下的预期生存年数。因此，对不同定义健康状态期望寿命的计算，只需在目标人群中更换相应目标疾病的患病率或健康结局的比例即可。而 HALE 的计算则需要对各种健康状态进行加权，转换成完全健康状态。根据权重衡量的两种方式，计算 HALE 有两种方法，具体如下。

方法①：GBD 研究中常使用伤残损失生命年（YLD）来计算健康调整期望寿命（HALE$_{YLD}$）（该指标即为前述的 DALE）。使用伤残权重 DW（详见"第三章第二节"）对各伤残状态的现患率进行加权后，可得到年龄别的伤残损失生命年（YLD_x），计算公式为：

$$YLD_x = \sum prev_x \cdot DW \qquad (4-6)$$

表 4－2－2 基于简略寿命表的沙利文法计算 2004 年比利时女性的无残疾期望寿命

年龄组 (x_x) (1)	死亡率 (m_x) (2)	死亡概率 (q_x) (3)	死亡人数 (D_x) (4)	尚存人数 (l_x) (5)	总生存人年数 (L_x) (6)	尚存总人年数 (T_x) (7)	期望寿命 (e_x) (8)	残疾现患率 (π_x) (9)	健康生存人年数 (h_x) (10)	累积健康生存人年数 (H_x) (11)	无残疾期望寿命 $(DFLE_x)$ (12)	剩余寿命无残疾比例 $(DFLE_x/e_x)$ (13)
0	0.003686	0.00360626	202	100000	99711.5	8137192.3	81.4	0.000	99711.5	6654230.6	66.5	81.8
1～	0.000234	0.00093541	52	99639	398371.1	8037480.8	80.7	0.048	379249.3	6554519.1	65.8	81.5
5～	0.000124	0.00061934	36	99546	497576.7	7639109.7	76.7	0.030	482649.4	6175269.8	62.0	80.8
10～	0.000122	0.00061122	38	99485	497270.6	7141533.0	71.8	0.072	461467.1	5692620.4	57.2	79.7
15～	0.000266	0.00132692	79	99424	496788.7	6644262.5	66.8	0.098	448103.4	5231153.3	52.6	78.7
20～	0.000330	0.00164666	104	99292	496050.2	6147473.7	61.9	0.087	452893.8	4783049.9	48.2	77.8
25～	0.000379	0.00189440	121	99128	495171.9	5651423.6	57.0	0.096	447635.4	4330156.1	43.7	76.6
30～	0.000458	0.00228807	164	98940	494136.5	5156251.6	52.1	0.089	450158.4	3882520.6	39.2	75.3
35～	0.000796	0.00397042	313	98714	492590.7	4662115.1	47.2	0.142	422642.8	3432362.3	34.8	73.6
40～	0.001236	0.00615891	499	98322	490097.0	4169524.4	42.4	0.122	430305.2	3009719.4	30.6	72.2
45～	0.002026	0.01007769	764	97717	486121.2	3679427.4	37.7	0.195	391327.6	2579414.3	26.4	70.1
50～	0.003532	0.01750785	1264	96732	479425.4	3193306.2	33.0	0.161	402237.9	2188086.7	22.6	68.5
55～	0.004251	0.02103051	1323	95038	470194.7	2713880.8	28.6	0.298	330076.7	1785848.8	18.8	65.8
60～	0.006486	0.03191424	1610	93040	457774.7	2243686.1	24.1	0.234	350655.4	1455772.1	15.6	64.9
65～	0.009957	0.04857652	2600	90070	439413.3	1785911.4	19.8	0.257	326484.0	1105116.7	12.3	61.9
70～	0.016724	0.08026592	4390	85695	411279.0	1346498.1	15.7	0.345	269387.8	778632.7	9.1	57.8
75～	0.035983	0.16506785	8743	78817	361557.8	935219.1	11.9	0.431	205726.4	509244.9	6.5	54.5
80～	0.046969	0.21016706	7488	65807	294456.7	573661.3	8.7	0.431	167545.9	303518.5	4.6	52.9
85～	0.186158	1.00000000	23298	51976	279204.5	279204.5	5.4	0.513	135972.6	135972.6	2.6	48.7

然后可使用沙利文法将 YLD 整合到简略寿命表中，以对期望寿命进行调整，得到年龄别 DALE 即 $DALE_x$：

$$DALE_x = \frac{\sum L_x \cdot (1 - YLD_x)}{l_x} \qquad (4-7)$$

式中，L_x 为 $x \sim x+n$ 年龄组的总生存人年数；l_x 为该年龄组的尚存人数。

方法②：HALE 还可通过 HRQOL 权重将期望寿命进行调整后得出。值得注意的是，当 HRQOL 权重与年龄无关时，HALE 可被看作是多种特定健康状态下 HSE 加权后的总和，详见本章式 4-1。

第三节　健康期望寿命的应用

一、全球疾病负担研究实例

全球疾病与伤害负担及其相关危险因素研究是目前最为著名的疾病负担研究项目（即 GBD 项目），自 2010 年开始由美国华盛顿大学健康测量和评估研究所（IHME）主导。该项目旨在量化全球健康损失，以帮助决策者改善医疗卫生系统，进而弥补健康差距。目前，GBD 项目已在超过 204 个国家和地区收集了逾 360 种疾病和伤害所导致的早死和伤残数据，时间跨度从 1990 年到 2019 年，数据点已超过 10 亿个，并且已将这些数据按国家（地区）、年份、年龄和性别分类，以方便研究者使用。GBD 项目秉持共享原则，提供了 GBD 结果的数据索引平台①。平台上的部分数据可免费获取，自 2015 年开始，该平台几乎每年都会更新并发布数据。同时，

---

① http：//ghdx. healthdata. org/gbd-results-tool.

GBD 项目组也会在 *The Lancet* 等著名医学期刊上发表测算结果。目前，GBD 项目组的数据索引平台已更新至 GBD 2019 的测算结果。

GBD 项目的测量指标涵盖发病率、患病率、死亡数、孕产妇死亡率（maternal mortality rate，MMR）、早死损失生命年（YLL）、伤残损失生命年（YLD）、伤残调整生命年（DALY）、期望寿命（LE）、健康期望寿命（HALE）及合计暴露值（summary exposure value，SEV）。其中，LE、HALE、DALY、YLL 和 YLD 是衡量人口疾病负担水平的有效综合性指标，可以反映由早死和伤残所致的疾病负担程度。下文将以 GBD 的 DALY 和 HALE 协作组于 2015 年发表在 *The Lancet* 上的年度报告 "Global, regional, and national disability-adjusted life-years（DALYs）for 315 diseases and injuries and healthy life expectancy（HALE），1990—2015：A systematic analysis for the Global Burden of Disease Study 2015" 为例，介绍全球疾病负担的研究方法，并对健康期望寿命的相关结果进行详细解读，以供读者参考。

（一）概述

该研究对 1990—2015 年期间，195 个国家和地区的 315 种原因所致疾病负担进行了评价。研究构建了以疾病负担指标为因变量、社会人口学因素为自变量的回归模型，并估计每个国家地区在 1990—2015 年的疾病负担水平，进而比较模型估计值与实际观测到的疾病负担水平，来提示健康收益是否超前或落后于相应的社会发展水平。

（二）分析方法

该项研究的主要分析方法由以下三个部分构成。

1. 死亡率和非死亡健康损失的估计

首先，通过多步计算过程（包括复杂的数据清洗和 "CODEm"

分析工具的集成计算）估计全死因死亡率和特定病因死亡率（图 4-3-1)[1]；其次，结合人口数和推算死亡率，计算获得死亡人数；再次，将死亡人数乘以标准寿命表的死亡年龄的期望寿命，从而获得特定死因的 YLL；最后进一步使用 GBD 世界人口的标准化年龄结构，计算年龄标化死亡率和 YLL 率。对非死亡健康损失的计算，即 YLD 的计算，则通过贝叶斯 Meta 回归方法，由 DisMod-MR 2.1 工具进行估计，此方法可综合不同数据源的信息，能够保证估计结果的内部一致性。

2. DALY 及 HALE 的估计

对病因分类、国家（地区）、年龄组、性别、年份情况进行组合，可获得人群的 YLL 和 YLD 估计结果，并对其加和即得到全球的 DALY；使用沙利文法，结合 GBD 模型寿命表的实证工具，按年龄组计算 HALE；并对 1990—2015 年各国家（地区）不同年龄组、不同性别的逐年人均 YLD 进行估计。

3. 社会人口学指数及其与 DALY 和 HALE 关系的估计

社会人口学指数（Socio-demographic Index，SDI）是在人均收入、15 岁以上人口平均受教育年限以及总生育率三个指标的几何平均值的基础上构建而成的社会发展水平综合指标，其取值范围为 0～1。使用样条回归模型分别估计 DALY 与 SDI、HALE 与 SDI 之间的关联，并对不同 SDI 水平下的 DALY 和 HALE 进行估计。下文所提及的 HALE、DALY 等"估计值"或"基于 SDI 的估计值"均是基于此处的样条回归模型得出的。

---

[1]　各步骤的详细解释详见论文 "Global, regional, and national life expectancy, all-cause mortality, and cause-specific mortality for 249 causes of death, 1980—2015: A systematic analysis for the Global Burden of Disease Study 2015". 扫图 4-3-1 旁的二维码可查看高清原图。

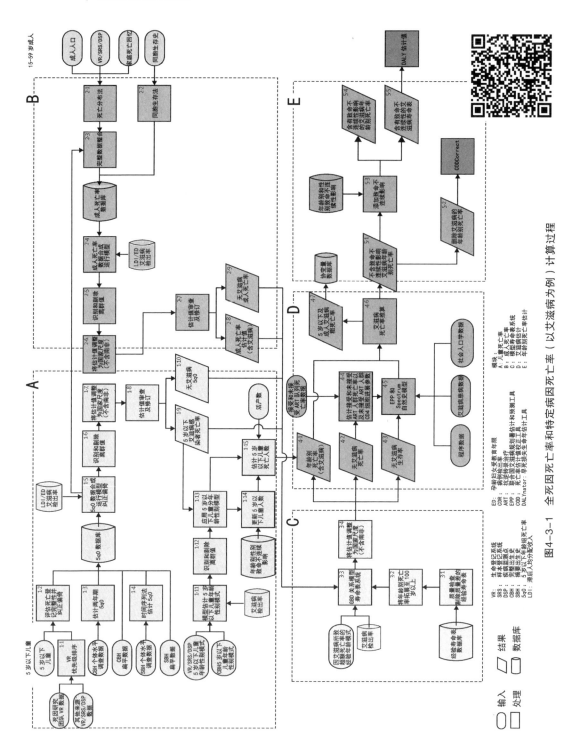

图4-3-1　全死因死亡率和特定病因死亡率（以艾滋病为例）计算过程

（三）主要结果及发现

1. 全球疾病负担发展趋势

从整体上看，1990—2015 年全球健康发展获得了可观收益：绝大多数国家 HALE 有所提升；全球非死亡健康损失占 DALY 的比例越来越大。具体来讲，由第一组疾病（传染性疾病、孕产妇和新生儿疾病、营养疾病）导致的 DALY 由 1990 年的 12 亿［量纲：人年（person-years），后略］下降到 2015 年的 7.42 亿，而非传染性疾病（non-communicable diseases，NCDs）导致的 DALY 从 11 亿上升到 15 亿。由上述结果可知，第一组疾病导致的 DALY 率大幅下降，而 NCDs 导致的 DALY 率变化不大，但标化后的两组疾病所导致的 DALY 率下降幅度相同。而伤害所致 DALY、DALY 粗率以及年龄标准化率均相对稳定。

2015 年全球男性的出生 HALE 为 60.9 年，女性为 64.9 年，相比于 2005 年分别增长 2.9 年和 3.5 年。期望寿命（LE）与 HALE 的差值可以说明人群在非完全健康状态下生存的寿命长短，即功能性健康损失年数。就 2005 年来看，期望寿命与 HALE 的差值，男性为 7.7 年，女性为 9.4 年；在 2015 年，这一差值进一步增大，男性为 8.1 年，女性为 10.0 年。以上变化趋势说明功能性健康损失逐渐增多。

2. 全球疾病负担的主要构成

2015 年，第一组疾病（传染性疾病、孕产妇和新生儿疾病、营养疾病）、NCDs 和伤害所致疾病负担分别占全球 DALY 的30.1%、59.7% 和 10.1%。如图 4 - 3 - 2[1] 所示，1990 年全球 DALY 疾病负担的三个主要病因是下呼吸道感染、早产并发症和腹泻，而 2015 年分别为缺血性心脏病、脑血管疾病和下呼吸道感染。

---

① 扫图 4 - 3 - 2 旁的二维码可查看高清原图。

1990—2005、2005—2015 年全球全人群疾病负担主要原因变化趋势

排名	1990 年主要病因	2005 年主要病因	2005 年变化：1990—2005 DALYs 百分比变化	1990—2005 全年龄组 DALY 率 百分比变化	1990—2005 标准化 DALY 率 百分比变化	2015 年主要病因	2005—2015 DALYs 百分比变化	2005—2015 全年龄组 DALY 率 百分比变化	2005—2015 标准化 DALY 率 百分比变化
1	下呼吸道感染	缺血性心脏病	26.3	2.7	-12.2	缺血性心脏病	11.0	-1.8	-14.2
2	腹泻病	下呼吸道感染	-37.2	-49.0	-37.5	脑血管疾病	0.1	-11.3	-22.2
3	新生儿早产	脑血管疾病	21.6	-1.0	-13.0	下呼吸道感染	-23.8	-32.6	-31.0
4	缺血性心脏病	新生儿早产	-37.9	-49.4	-36.1	后背部和颈部疼痛	18.6	4.9	-2.1
5	脑血管疾病	艾滋病	584.8	445.2	446.8	新生儿早产	-24.4	-33.1	-28.6
6	新生儿脑病	腹泻病	-37.3	-49.0	-39.3	腹泻病	-27.2	-35.7	-34.0
7	疟疾	疟疾	20.7	-1.4	18.3	感觉器官疾病	25.2	9.9	0.6
8	麻疹	先天畸形	34.5	9.4	-1.8	新生儿脑病	-14.6	-24.2	-19.2
9	先天畸形	新生儿脑病	-2.4	-20.4	0.3	道路伤害	-6.5	-17.1	-17.6
10	慢性阻塞性肺病	道路伤害	11.8	-9.0	-7.9	艾滋病	-32.6	-40.4	-40.3
11	道路伤害	慢性阻塞性肺病	-1.1	-19.6	-27.7	慢性阻塞性肺病	29.0	14.6	1.6
12	后背部和颈部疼痛	后背部和颈部疼痛	-13.1	-28.3	-13.4	先天畸形	0.1	-11.5	-22.1
13	肺结核	感觉器官疾病	39.4	11.7	2.1	疟疾	1.3	-9.4	-5.5
14	缺铁性贫血	缺铁性贫血	13.8	-10.0	-1.3	抑郁症	-38.3	-45.0	-43.1
15	蛋白质-能量营养不良	蛋白质-能量营养不良	-15.0	-30.5	-35.8	缺铁性贫血	18.2	4.5	1.0
16	感觉器官疾病	糖尿病	65.1	34.4	18.3	皮肤疾病	-3.3	-17.2	-11.3
17	溺水	抑郁症	32.9	8.1	0.6	肺结核	12.3	-0.7	0.6
18	脑膜炎	皮肤疾病	22.7	-0.2	1.2	肺癌	-19.0	-28.2	-32.4
19	抑郁症	自残	14.8	-6.8	-10.9	慢性阻塞性肺病	14.5	1.1	-11.3
20	肺癌	肺癌	31.7	7.4	-6.1	其他肌肉骨骼疾病	19.6	4.8	-3.0
21	新生儿脑血症	新生儿脑血症	7.0	-12.9	10.5	自残	-4.4	-15.4	-17.0
22	脑膜炎	慢性肾脏病	36.6	10.0	3.5	其他肌肉骨骼疾病	19.9	6.0	0.8
23	哮喘	脑膜炎	29.7	5.6	-0.3	偏头痛	15.3	2.0	0.8
24	偏头痛	偏头痛	-23.9	-38.3	-26.8	新生儿脑血症	-0.2	-11.7	-5.5
25	新生儿脑血症	其他肌肉骨骼疾病	51.5	23.3	13.4	哮喘	-2.6	-13.9	-16.9
26	破伤风	哮喘	-12.3	-28.7	-31.2	坠落伤	9.2	-3.3	-8.7
27	肺癌	蛋白质-能量营养不良	-36.1	-48.0	-36.2	脑膜炎	-10.6	-21.4	-17.8
28	坠落伤	麻疹	-65.1	-71.8	-64.6	焦虑症	14.8	1.5	1.0
29	偏头痛	溺水	-38.0	-49.6	-42.8	阿尔茨海默症	32.8	17.4	-3.4
30	慢性肾脏病	坠落伤	6.0	-13.7	-15.4	人际暴力	-5.9	-16.8	-16.1
31	人际暴力	其他新生儿疾病				蛋白质-能量营养不良			
34	其他肌肉骨骼疾病	人际暴力				其他新生儿疾病			
35						溺水			
37	艾滋病	焦虑症							
42	焦虑症	艾滋病							
49	慢性肾脏病	阿尔茨海默症							
72	阿尔茨海默症								
81						破伤风			
100						战伤暴力			

------ 病因变化趋势

图 4-3-2　全球全人群疾病负担主要原因变化趋势

除疟疾和艾滋病及 HIV 病毒感染外，第一组疾病 DALY 的相对排名随时间推移呈下降趋势，如结核病、脑膜炎、腹泻、蛋白质 - 能量营养不良、早产并发症、破伤风和麻疹等疾病对全球人口疾病负担的贡献明显减少，这些疾病的发生主要是因为一部分人口缺乏卫生设施、住房简陋、环境卫生条件差等，故此类疾病也被称为贫困相关疾病。此类贫困相关疾病的大幅减少可能是全球 HALE 有所提升的主要原因。对于 NCDs 来说，心血管疾病、癌症、精神疾病及药物滥用是主要的疾病负担来源。值得注意的是，由年龄结构变化所致的心血管疾病和癌症疾病负担呈增加趋势，故此类疾病是未来各国卫生系统需要着力解决的主要卫生健康问题。

3. 区域间 HALE 比较

2005—2015 年，121 个国家（地区）男性的出生 HALE 明显增加，139 个国家（地区）女性的出生 HALE 明显增加，增加量均以津巴布韦为首。然而，叙利亚和利比亚两个国家的出生 HALE 却因两国人口的期望寿命降低而随之降低。2015 年，男性出生 HALE 最高的国家是新加坡，为 72.3 岁，女性出生 HALE 最高的国家是安道尔，为 76.3 岁；男性和女性出生 HALE 最低的国家均为莱索托，分别为 39.1 岁和 43.8 岁。仅有 14 个国家的男性出生 HALE 超过 70 岁，而女性出生 HALE 超过 70 岁的有 59 个国家；有 13 个国家的男性和女性出生 HALE 均低于 50 岁。

4. 流行病学转变

男性和女性的出生 HALE 均与 SDI 呈正相关关系。如 2016 年 *The Lancet* 刊载的文献[①]所示，当 SDI 为 0.2 时，男性平均出生

---

① GBD 2015 DALYs and HALE Collaborators. "Global, regional, and national disability-adjusted life-years (DALYs) for 315 diseases and injuries and healthy life expectancy (HALE), 1990—2015: A systematic analysis for the Global Burden of Disease Study 2015", *The Lancet*, 2016 (388): pp. 1603 – 1658.

HALE 为 46.2 岁，女性为 47.1 岁；SDI 为 0.9 时，男性平均出生 HALE 为 69.8 岁，女性为 73.8 岁。在高 SDI 地区，北美地区男性和女性的出生 HALE 与估计值的差距最大，而在亚太地区的高收入国家，男性和女性的出生 HALE 始终在估计值以上；自 1990 年起，澳大拉西亚地区（指大洋洲地区，包括澳大利亚、新西兰和邻近的太平洋地区）男性出生 HALE 始终接近估计值，但女性出生 HALE 始终低于估计值。除加勒比地区 2010 年的人口出生 HALE 低于估计值外，拉丁美洲绝大多数国家，以及东亚、北非和中东等地区的人口出生 HALE 均高于估计值。相反，大洋洲、中欧、东欧、中亚等地区的出生 HALE 均低于估计值，男性出生 HALE 与估计值的差距更为明显。亚撒哈拉地区的 HALE 趋势受艾滋病和 HIV 病毒感染的影响较大，特别是亚撒哈拉地区南部，其人口的 HALE 远低于估计值。值得注意的是，2005 年以后亚撒哈拉地区东部女性的出生 HALE 开始超过估计值，然而男性的出生 HALE 增长却不明显，2010 年才基本达到估计值。

功能性健康损失年数（即期望寿命 LE 与 HALE 的差值）也与 SDI 呈正向关联。除亚太地区外，几乎所有的高收入国家的功能性健康损失年数一直都是超过估计值的，并且从总体上看，女性的功能性健康损失年数要高于男性。南亚、北非、中东、亚撒哈拉地区中部的功能性健康损失年数普遍高于估计值，相反，大洋洲、东亚和南亚地区的功能性健康损失年数要低于估计值。

残疾状态期望寿命比例，（即功能性健康损失年数与期望寿命的比值）与 SDI 呈负向关联的。2015 年，亚撒哈拉地区中部的男性、女性残疾状态期望寿命比例均为最高；同年，高收入的北美洲国家残疾状态期望寿命比例的观测值与估计值的差距最大。南亚、北非、中东和大洋洲等地区的残疾状态期望寿命比例高于估计值，而南亚、东亚、撒哈拉非洲地区东部和拉丁美洲南部等地区的残疾状态期望寿命比例一直低于估计值。

早死损失生命年（YLL）和伤残损失生命年（YLD）的变化可

能是上述疾病负担相关指标变化的根源所在。许多传染病和新生儿疾病的预期年龄标化 YLL 率与 SDI 呈反比。造成伤残损失的主要疾病（如精神障碍、药物滥用、肌肉骨骼疾病等）的年龄标化 YLD 率随 SDI 的变化较小。由于 YLL 和 YLD 变化速度的差异，当 SDI 较高时，DALY 疾病负担的构成转向以 YLD 为主。人群年龄结构的加速变化加深了疾病负担的主要构成从第一组疾病向 NCDs 的转化。值得注意的是，当 SDI 为 0.8 时，年龄标化 YLD 率的下降程度与人群的老龄化程度相匹配。因此，在 SDI 超过 0.8 时，YLD 粗率实际上是增加的，一些由神经系统疾病所造成的 YLL 粗率也是如此。这些流行病学特征的变化提示 SDI 位于中间水平的老龄化国家和地区可能面临传染病和 NCDs 的双重疾病负担。

5. 特定原因/病因的疾病负担

2015 年，缺血性心脏病和脑卒中是全球 DALY 疾病负担的两大主要病因，而拉丁美洲及加勒比地区、北非及中东、南亚、亚撒哈拉等地区 DALY 负担的主要病因/原因分别是糖尿病、人际暴力伤害、战争、新生儿疾病、HIV 病毒感染/AIDS，以及疟疾。

有 94 个国家脑卒中所致的 DALY 低于基于 SDI 估计的 DALY 值。其他导致 DALY 观测值低于估计值的疾病主要包括拉丁美洲、东亚和南亚地区的缺血性心脏病，南非和中东地区的道路交通伤害，亚撒哈拉地区的下呼吸道感染和腹泻。许多高收入国家的缺血性心脏病、阿尔茨海默病及痴呆所致的 DALY 也低于估计值。埃塞俄比亚的下呼吸道感染、阿富汗的腹泻和肯尼亚的腹泻仍是造成这些国家 DALY 负担的主要疾病，其 DALY 的观测值往往低于估计值。

相比之下，糖尿病所致 DALY 在许多地区超过估计值，特别是在大洋洲和加勒比地区。30 个地区的慢性阻塞性肺病，以及一部分国家的肝癌和肺癌所致 DALY 也是如此。2015 年，澳大利亚和美国等许多高收入国家的药物滥用所致 DALY 高于估计值。以俄罗斯为代表的东欧地区的自残伤害、肝硬化、酒精滥用、药物滥用等也呈现类似的归因特征。拉丁美洲的 6 个国家（巴西、哥伦比亚、萨尔瓦多、危地马拉、洪都拉斯和委内瑞拉）的人际暴力伤害是造成 DALY 负担的主要原因之一，其观测值要远高于估计值。在整个亚撒哈拉地区，艾滋病和疟疾造成的 DALY 远超过基于 SDI 估计的 DALY 值。

同一区域的不同国家之间及不同区域之间，造成 DALY 疾病负担的主要原因存在差异，DALY 实际观测值与基于 SDI 估计的 DALY 值之比也存在地区差异。例如，南亚的情况与全球其他地区不同，缺血性心脏病和新生儿疾病是其疾病负担的主要原因，并且其造成的 DALY 常常高于估计值。大多数南亚国家的脑卒中和下呼吸道感染所致的疾病负担低于预测水平，但其他原因所致的疾病负担高于预测水平，如印度的结核病所致的疾病负担和孟加拉国的溺水伤害所致负担。此外，2015 年的尼泊尔地震是当年尼泊尔 DALY 疾病负担的最主要原因。中亚的许多国家的第一组疾病（如下呼吸道感染、早产并发症和新生儿脑病）和 NCDs（如高血压心脏病）所致疾病负担都高于预测水平。2015 年，战争是北非和中东 5 个国家（阿富汗、伊拉克、利比亚、叙利亚和也门）DALY 疾病负担的主要原因。虽然在大多数国家由早产并发症导致的疾病负担低于估计值，但在亚撒哈拉地区，新生儿败血症经常会导致 DALY 高于估计值。值得注意的是，糖尿病等非传染性疾病是亚撒哈拉地区一部分国家（如南非）疾病负担的主要原因之一，营养不良却是另外一些国家（如加纳和津巴布韦）的主要疾病负担病因，并且这两种情况所造成的 DALY 一般都超过了估计值。

综上所述，全球在减少传染病疾病负担方面取得了可观成就，然而 NCDs 疾病负担的发展趋势更为复杂。上述定量分析的结果有利于研究者和决策者在制定医疗卫生政策时，明确优先干预的重点疾病和服务对象，提高医疗卫生系统的总体效率和成效。

二、中国健康期望寿命研究现状

如前所述，健康期望寿命是扣除了死亡和疾病影响之后的平均期望寿命，反映的是完全健康状态下的生存年数，体现了生命的长度和生命的质量。我国 2016 年发布的《"健康中国 2030" 规划纲要》首次明确将健康预期寿命（即健康期望寿命）作为政策指标，2019 年发布的《健康中国行动（2019—2030 年）》以 2016 年人均健康预期寿命 68.7 岁为基线水平，强调 2022 年目标值为 "提高"，2030 年目标值为 "显著提高"，但均没有公布具体的规划目标值，其原因一方面是受健康预期寿命概念和方法的复杂性、综合性、多样性等困扰，另一方面是国内关于健康期望寿命的基础性和前瞻性研究依然薄弱，尤其是对健康期望寿命基本概念、理论框架、测量方法和预测模型的理解与认识依然不甚清晰。为解决上述问题，我国 2022 年发布的 "主动健康和人口老龄化科技应对" 重点专项强调，亟须完善符合我国国情的健康期望寿命测算指标体系，开展不同场景下的健康期望寿命测算，研究不同区域健康期望寿命的差异，通过全面分析疾病转归、疾病演变趋势、疾病负担特点，研究各种疾病和危险因素对健康期望寿命的潜在影响，为国内健康期望寿命的研究锚定准确发展方向。对此内容有兴趣的读者可自行查阅相关官方报告和材料。

我国学者对健康期望寿命的相关研究起步于 20 世纪 90 年代，近年来发展较快。1997 年，钟军等运用全国居民死亡登记数据和 1993 年国家卫生服务调查数据，使用沙利文法分析了我国部分城市居民的健康期望寿命及健康期望寿命的年龄、性别和地区差异。2002 年，李强等基于北京老龄化多维纵向调查中 55 岁以上中老年人的日常活动能力（ADL）和工具性日常活动能力（IADL）调查资料，采用多状态寿命表法计算了该人群的健康期望寿命，探讨了多状态寿命表法和沙利文法的差异。2008 年，毕秋灵等使用 2003 年全国第三次卫生服务调查中的自评健康数据，采用沙利文法计算了 15 岁以上人群的健康期望寿命，并比较了健康期望寿命的性别差异和城乡差异。2009 年，彭荣等应用 2004 年、2006 年中国健康与营养调查中 65 岁以上老年人的自评健康调查数据，计算了老年人健康状态两年转移概率，预测了老年人健康状态的分布变化，提出可以利用健康状态转移概率计算健康期望寿命。2010年，杨雅平等运用杭州市居民自报健康调查数据，采用沙利文法和HOPIT模型校正方法开展了各年龄组的伤残测度，测算了杭州市居民的健康期望寿命。2011年，彭慧等使用杜克OARS（older americans resources and services）日常活动能力量表调查数据和中国卫生服务调查中的自报健康调查数据，采用沙利文法计算了上海市静安区60岁以上老年人的健康期望寿命，分析了社会因素、行为方式和患病状态对健康期望寿命的影响。2016年，王苹等运用2012年北京市居民自报健康调查资料，采用沙利文法和HOPIT模型校正方法计算了18岁以上成人的健康期望寿命。2016年，周脉耕等运用GBD方法及其结果，测算了1990—2015年中国及其各省的期望寿命与健康期望寿命，分析了中国及其各省与全球主要国家之间的期望寿命和健康期望寿命的差异。2017年，乔晓春等利用2010年第六次全国人口普查数据，探索了中国老年人健康期望寿命及其省际差异。2018年，李成福等根据发达国家健康期望寿命发展特征，采用健康期望寿命年均增加法，结合健康期望寿命与期望寿命的差值法，对我国2020年及2030年健康期望寿命进行推测。2019年，吴炳义等基于中国老年健康影响因素跟踪调查2008年、2011年和2014年数据，利用插值马尔可夫链和多状态寿命表法，计算了分性别和分年龄的老年人口不同健康状态间的转移概率、健康期望寿命及其在总寿命中的占比，依据风险转移概率之间的相关程度预测了老年人口失能率。2022年，杨玲等通过多状态寿命表法和夏普利值分解法测算了人口社会学等11类因素对老年人口健康期望寿命差异的具体贡献值。上述各项研究（表4-3-1）的开展，极大推动了国内健康期望寿命的研究与发展，并取得了一定研究成果。对此内容有兴趣的读者可自行查阅相关文献拓展学习。

表4-3-1 回顾中国健康期望寿命研究的发展现状

作者、年份	研究目的	数据资源	指标类型	分析模型	主要发现、重点结论等
钟军等，1997	测算部分城市居民的健康期望寿命及健康期望寿命的年龄、性别和地区差异	全国居民死亡登记资料和1993年国家卫生服务总调查的部分资料	基于伤残率的HSE	沙利文法	我国部分城市居民的生存质量随年龄的增加而下降，女性居民的生存质量比男性差，大城市居民的生存质量低于中小城市
李强等，2002	分析多状态寿命表法和沙利文法的差异	北京老龄化多维纵向调查资料	基于55岁以上中老年人基本生活能力评估量表的HSE	多状态寿命表法	发现多状态寿命表法和沙利文法的主要差异：前者可真实反映老年人的时期健康水平，并且可预测某一队列未来健康状况的变化；而沙利文法在计算过程中只考虑从健康状态到死亡的递减，而没有考虑健康状态之间的转换
毕秋灵等，2008	计算15岁以上人群的健康期望寿命，并对其性别差异和城乡差异进行比较	2003年全国第三次卫生服务调查中的自评健康数据	基于自评健康的HSE	沙利文法	城市人口的健康期望寿命高于农村人口，其健康期在余寿（即同年龄组尚可存活的寿命）中的比例也高于农村
彭荣等，2009	预测老年人健康状态的分布变化	2004、2006年中国健康与营养调查（CHNS）数据	基于自评健康的HSE	多状态寿命表法	健康状态转移概率可用于预测老年人群健康状态分布的变化
杨雅平等，2010	分析杭州市居民的健康状况及分布情况	杭州市居民自报健康数据	基于自评健康的HSE	沙利文法和HOPIT模型校正方法	杭州市居民健康期望寿命存在明显的年龄、性别和城乡差异
彭慧等，2011	计算上海静安区60岁以上老年人的健康期望寿命及其主要的影响因素	杜克OARS日常活动能力表调查数据和中国卫生服务调查中的自报健康调查数据	基于OARS的HSE	沙利文法	发现了社会因素、行为方式和患病状态对健康期望寿命有影响
王苹等，2016	计算北京18岁以上成人健康期望寿命	2012年北京市居民自报健康调查资料	基于自评健康的HSE	沙利文法和HOPIT模型校正方法	北京市成人中女性健康水平低于男性，随年龄增长，健康期望寿命损失占期望寿命的百分比逐渐增大，18岁组人群寿命损失百分比为37.54%，60岁组人群为63.96%

续上表

作者、年份	研究目的	数据资源	指标类型	分析模型	主要发现、重点结论等
周脉耕等，2016	测算1990—2015年中国及其各省期望寿命和健康期望寿命现状及其变化情况	GBD数据	HALE	沙利文法	中国各省之间以及各省与全球主要国家之间的期望寿命和健康期望寿命差异
乔晓春等，2017	中国老年人健康期望寿命及其省际差异	2010年第六次全国人口普查数据	基于自理能力的HSE	沙利文法	无论是男性还是女性老年人，健康期望寿命最短，以及健康期望寿命占总期望寿命比例最低的都是西藏和甘肃。生存质量最高的是广东，其状况是上海、福建和浙江；最低的仍然是西藏和甘肃
李成福等，2018	中国2020年及2030年健康期望寿命预测	GBD数据	HALE	健康期望寿命增加法、健康期望寿命与期望寿命的差值法	2030年中国健康期望寿命为70.9岁左右，其中男性为69.1岁左右，女性为72.7岁左右
吴炳义等，2019	计算分性别、年龄的老年人口不同健康状态间的转移概率，健康期望寿命及其在总寿命（以期望寿命衡量）中的占比，预测老年人口失能率	中国老年健康影响因素跟踪调查2008年、2011年和2014年数据	基于失能的HSE	多状态寿命表法	随着年龄增长，"健康-失能"的转移概率逐渐上升，"失能-健康"恢复概率逐渐下降，"健康-失能"转移概率迅速增加，且恢复概率很低
杨羚等，2021	测算人口社会等11类因素对老年人口健康期望寿命差异的具体贡献值	中国老年健康影响因素调查2002—2018年六期数据，涵盖性别、居住地、婚姻状况、受教育程度、退休前工作类型、医疗服务可及性、吸烟、饮酒、锻炼、社会参与、父代经济地位等变量	基于失能的HSE	多状态寿命表法和夏普利值分解法	在11类因素中，个体相关特征是最重要的影响因素，经济和行为的影响次之，外环境的影响最小

系统回顾健康期望寿命及其相关研究在中国的应用现况，可以发现中国健康期望寿命研究存在以下特点：①2009年以后，健康期望寿命研究快速增多。这可能与2009年我国进行了新一轮的医疗改革有关。此外，自2010年开始，中国疾病预防控制中心加入了GBD项目，系统开展了我国的疾病负担研究，报告了中国人群的健康负担和健康期望寿命，使得中国人群健康水平测算结果与其他国家健康水平测算结果有可比性，加强了全球卫生健康及其他相关领域学者对中国人群健康问题的重视。②中国健康期望寿命研究多关注老年人群。一方面，我国的健康相关数据库多针对中老年人群设计，因而基于公共数据库开展研究的对象可及性受限；另一方面，健康期望寿命聚焦健康生存时间的测算研究，而在人类的整个生命周期中，相对不健康的寿命年一般集中在老龄阶段。③评估健康的量表及定义繁杂多样，暂无统一标准。④中国健康期望寿命研究中，主要采用的测算方法是沙利文法，其次是多状态寿命表法。此外，健康核算采用的不同定量量表，以及对健康的不同定义，均对健康期望寿命的测算结果产生巨大影响。若基于不同健康量表和健康定义，对同一年龄组人群的健康期望寿命进行评价，其估计值最高可相差15.71岁。正因为使用不同健康量表和健康定义，不同地区、不同健康状态下健康期望寿命的可比性受到限制。

针对区域间健康期望寿命测算与比较的若干难点，应利用"顶层设计—地方细则"的模式，研究符合国际学术发展方向和国内实际情况的健康期望寿命指标与测算方法，建立适应中国国情的健康期望寿命评价体系，即在中央政府顶层设计的指导下，地方政府根据区域实际情况制定细则，采用科学的、可比较的方法测算区域健康期望寿命，为当地居民健康水平变化的衡量及相关健康政策的制定提供依据。

第四节　本章小结

　　健康期望寿命综合了病伤与死亡导致的非健康状态，其可反映个体在完全健康状态下生存的期望（"预期"）年数。相较于发病率、患病率及死亡率等传统的流行病学指标，健康期望寿命指标体系不易受人口结构和年龄特征的影响，且易于被非专业人士理解，因此被广泛应用于人群健康状况的衡量和卫生系统绩效的评价。2016 年，我国人均健康期望寿命为 68.7 岁。《"健康中国 2030"规划纲要》提出，计划在 2030 年，人民身体素质明显增强，人均健康预期寿命（即健康期望寿命）显著提高。这对我国的卫生事业发展具有明确的指导意义。

　　综上，本章简要对健康期望寿命及其相关概念进行了综述与整理，主要介绍了健康期望寿命的测量方法，并以沙利文法为例对健康状态期望寿命（HSE）和健康调整期望寿命（HALE）的计算方法进行了划分和阐释。同时，通过对 GBD 2015 研究实例和国内相关研究的进展介绍，向读者展示了健康期望寿命在疾病负担测量领域的实用性和应用价值，并说明了国内健康期望寿命研究的最新进展和发展前景，以期为相关研究的开展提供重要参考。

参考文献

［1］ CAI L，HAYWARD M D，SAITO Y，et al. Estimation of multi-state life table functions and their variability from complex survey data using the SPACE program ［J］. Demographic research，2010，22（6）：129.

［2］ COLLABORATORS G B D, ÄRNLÖV J. Global age-sex-specific fertility, mortality, healthy life expectancy (HALE), and population estimates in 204 countries and territories, 1950—2019: A comprehensive demographic analysis for the Global Burden of Disease Study 2019 ［J］. The Lancet, 2020, 396 (10258): 1160 – 1203.

［3］ FRAMEWORK I C. The MOS 36-item short-form health survey (SF-36) ［J］. Medical care, 1992, 30 (6): 473 – 483.

［4］ GOLD M R, STEVENSON D, FRYBACK D G. HALYS and QALYS and DALYS, oh my: similarities and differences in summary measures of population Health ［J］. Annual review of public health, 2002, 23 (1): 115 – 134.

［5］ GORMLEY I C, MURPHY T B. A grade of membership model for rank data ［J］. Bayesian analysis, 2009, 4 (2): 265 – 295.

［6］ HORSMAN J, FURLONG W, FEENY D, et al. The Health Utilities Index (HUI): concepts, measurement properties and applications ［J］. Health & quality of life outcomes, 2003, 1 (1): 1 – 13.

［7］ HUBER M, KNOTTNERUS J A, GREEN L, et al. How should we define health? ［J］. The British medical journal, 2011, 343: d4163.

［8］ JAGGER C, COX B, LE ROY S, et al. Health expectancy calculation by the Sullivan method: A practical guide ［J］. Tokyo Japan Nihon University Population Research Institute, 1999 (4): 68.

［9］ KASSEBAUM N J, ARORA M, BARBER R M, et al. Global, regional, and national disability-adjusted life-years (DALYs) for 315 diseases and injuries and healthy life expectancy (HALE), 1990—2015: A systematic analysis for the Global Burden of Disease Study 2015 ［J］. The Lancet, 2016, 388 (10053): 1603 – 1658.

［10］ KATZ S, BRANCH L G, BRANSON M H, et al. Active life expectancy [J]. New England journal of medicine, 1983, 309 (20): 1218 - 1224.

[11] LADITKA S B, WOLF D A. New methods for analyzing active life expectancy [J]. Journal of aging and health, 1998, 10 (2): 214 - 241.

[12] LUBITZ J, CAI L, KRAMAROW E, et al. Health, life expectancy, and health care spending among the elderly [J]. New England journal of medicine, 2003, 349 (11): 1048 - 1055.

[13] MAJER I M, STEVENS R, NUSSELDER W J, et al. Modeling and forecasting health expectancy: The oretical framework and application [J]. Demography, 2013, 50 (2): 673 - 697.

[14] MANTON K G, STALLARD E. Cross-sectional estimates of active life expectancy for the US elderly and oldest-old populations [J]. Journal of gerontology, 1991, 46 (3): S170 - S182.

[15] MATHERS C D, ROBINE J M. How good is Sullivan's method for monitoring changes in population health expectancies? [J]. Journal of epidemiology & Community Health, 1997, 51 (1): 80 - 86.

[16] MURRAY C J L, SALOMON J A, MATHERS C D, et al. Summary measures of population health: Concepts, ethics, measurement and applications [M]. Geneva: World Health Organization, 2002.

[17] MURRAY C J L, BARBER R M, FOREMAN K J, et al. Global, regional, and national disability-adjusted life years (DALYs) for 306 diseases and injuries and healthy life expectancy (HALE) for 188 countries, 1990—2013: Quantifying the epidemiological transition [J]. The Lancet, 2015, 386 (10009): 2145 - 2191.

[18] PENCHEON D. Oxford handbook of public health practice [M]. Oxford: Oxford University Press, 2006.

[19] ROGERS A, ROGERS R G, BRANCH L G. A multistate analysis of active life expectancy [J]. Public Health Reports, 1989,

104（3）：222.

［20］SALOMON J A，WANG H，FREEMAN M K，et al. Healthy life expectancy for 187 countries，1990—2010：A systematic analysis for the Global Burden Disease Study 2010［J］. The Lancet，2012，380（9859）：2144 – 2162.

［21］SAITO Y，ROBINE J M，CRIMMINS E M. The methods and materials of health expectancy［J］. Statistical journal of the IAOS，2014，30（3）：209 – 223.

［22］SANDERS B S. Measuring community health levels［J］. American Journal of Public Health and the Nations Health，1964，54（7）：1063 – 1070.

［23］Global Burden of Disease Study 2013 Collaborators. Global，regional，and national incidence，prevalence，and years lived with disability for 301 acute and chronic diseases and injuries in 188 countries，1990—2013：A systematic analysis for the Global Burden of Disease Study 2013［J］. The Lancet，2015，386（9995）：743 – 800.

［24］SULLIVAN D F. A single index of mortality and morbidity［J］. HSMHA health reports，1971，86（4）：347.

［25］World Health Organization. The world health report 2000. Health systems：improving performance［R］. Geneva：World Health Organization，2000.

［26］World Health Organization. The World Health Report 2001. Mental health：new understanding，new hope［R］. Geneva：World Health Organization，2001.

［27］World Health Organization. World health statistics 2022. Monitoring health for the SDGs，sustainable development goals［R］. Geneva：World Health Organization，2022.

［28］孙秋芬，吕筠，李立明. 期望寿命相关指标的发展和应用［J］. 中华流行病学杂志，2021，42（9）：1677 – 1682.

［29］胡广宇，邓小虹，谢学勤. 人群健康综合测量：健康期望寿

命的发展及应用 [J]. 中国卫生政策研究, 2012, 5 (12):
60 - 65.

[30] 胡广宇, 谢学勤. 健康期望寿命指标分类及评价比较 [J].
中国社会医学杂志, 2012 (3): 149 - 151.

[31] 胡松波, 王芳, 宇传华, 等. 模型寿命表方法及其研究进展
[J]. 中国卫生统计, 2014, 31 (1): 173 - 175.

[32] 梁君林. DALY 和 DALE: 两种健康衡量指标内在关系探索
[J]. 中国卫生事业管理, 2006, 22 (2): 108 - 110.

[33] 徐勇, 赵露, 吴婵, 等. 健康期望寿命的应用与发展 [J].
公共卫生与预防医学, 2017, 28 (1): 81 - 86.

[34] 毛毅, 伍晓玲, 康晓平, 等. 模型寿命表在期望寿命计算中
的应用 [J]. 中国卫生统计, 2014, 31 (4): 575 - 579.

[35] 方博, 陈蕾, 钱耐思, 等. 健康期望寿命测算方法与应用进
展 [J]. 上海预防医学, 2021, 33 (9): 855 - 860.

[36] 李咪咪, 张持晨, 赵慧宁, 等. 空巢与非空巢老人失能状况及影
响因素研究 [J]. 中国全科医学, 2019, 22 (16): 1949 - 1953.

[37] 陈玲, 郝志梅, 魏霞霞, 等. 三种 ADL 量表在我国中老年人
失能评定中的应用比较: 基于 CHARLS 2018 的数据分析
[J]. 现代预防医学, 2021, 48 (13): 2401 - 2404, 2413.

[38] 张璐嘉, 李顺平, 陈钢. HUI 多属性效用量表的应用介绍
[J]. 中国药物经济学, 2019, 14 (1): 121 - 125.

[39] 杨雅平, 刘庆敏, 任艳军, 等. 健康情景问卷方法在自报健
康水平校正中的应用 [J]. 中华流行病学杂志, 2011 (3):
306 - 310.

[40] 钟军, 陈育德, 饶克勤. 部分城市居民健康预期寿命的初步
分析 [J]. 中华预防医学杂志, 1997 (4): 19 - 21.

[41] 李强, 汤哲. 多状态生命表法在老年人健康预期寿命研究中
的应用 [J]. 中国人口科学, 2002 (6): 42 - 50.

[42] 毕秋灵, 胡建平. 中国人口自评健康期望寿命研究 [J]. 中
国卫生统计, 2008 (2): 151 - 153.

[43] 彭荣, 凌莉, 何群. 我国老年人健康状态转移概率的估计及

应用 [J]. 中国卫生统计，2009，26（5）：480 – 482.

[44] 杨雅平，刘庆敏，任艳军，等. 杭州市成人居民健康期望寿命的测算 [J]. 中华疾病控制杂志，2010，14（12）：1171 – 1174.

[45] 彭慧，何永频，沈冰，等. 上海市老年人健康期望寿命及其影响因素分析 [J]. 中国卫生统计，2011，28（5）：540 – 542，545.

[46] 王苹，刘庆萍，李刚，等. 2012 年北京市成人健康期望寿命测算及分析 [J]. 中国卫生统计，2016，33（1）：75 – 77，80.

[47] 周脉耕，李镒冲，王海东，等. 1990—2015 年中国分省期望寿命和健康期望寿命分析 [J]. 中华流行病学杂志，2016，37（11）：1439 – 1443.

[48] 乔晓春，胡英. 中国老年人健康寿命及其省际差异 [J]. 人口与发展，2017，23（5）：2 – 18.

[49] 李成福，刘鸿雁，梁颖，等. 健康预期寿命国际比较及中国健康预期寿命预测研究 [J]. 人口学刊，2018，40（1）：5 – 17.

[50] 吴炳义，武继磊，于奇. 中国老年人生活自理健康预期寿命的多状态模型分析 [J]. 中国人口科学，2019（4）：92 – 101，128.

[51] 杨玲，宋靓珺. 中国老年人口健康预期寿命差异的分解研究 [J]. 人口与经济，2022（1）：90 – 105.

[52] 曾毅，顾大男，兰德. 健康期望寿命估算方法的拓展及其在中国高龄老人研究中的应用 [J]. 中国人口科学，2007（6）：2 – 13，95.

第五章　与健康有关的生存质量研究方法

第一节　生存质量的概念及范畴

一、定义及其公认范畴

"生存质量"一词是从 quality of life（QOL）转译而来，又称为生命质量、生活质量、生命质素等。20 世纪 30 年代，生存质量成为一个崭新的研究领域并得到蓬勃发展。自 20 世纪 70 年代起，这一概念被广泛应用于医学领域并备受瞩目，迄今仍呈方兴未艾之势。然而，生存质量的概念争议颇大，大致上可分为两类：社会经济领域的生活质量和医学领域的与健康有关的生存质量（health-related quality of life，HRQOL）。本章所述生存质量主要侧重于健康有关的生存质量。

随着医学向"生物—心理—社会"模式的转变，健康的含义已不仅包括没有疾病或虚弱状态，还包括躯体健康、心理健康、社会适应良好和道德健康。健康观和医学模式的改变促使广大医学工作者们开始探讨生存质量的测评，并形成生存质量的概念及其定义范畴。1993 年，世界卫生组织（WHO）生存质量研究组将生存质量定义为：不同文化和价值体系中的个体对其目标、期望、标准及所关心事物的生存状态体验。虽然 WHO 对生存质量的定义全面，但其内涵和内容过于宽泛，缺乏临床应用的敏感性和可操作性。因此，有研究者指出，生存质量的概念应具有层次性，应根据不同的实际需求在不同层次上研究生存质量。低层次的生存质量定义范畴主要面向患者，强调维持生存、保持躯体完好、消除病痛及维持生存所需的基本功能；第二层次是在维持生存的基础上，强调生活丰富、心情舒畅和社会和谐，即生活得好；第三层次是在前两者的基础上，强调自身价值的实现及个人对社会的作用。在医学领域中，与健康有关的生存质量的概念在研究实践中不断得到丰富。

尽管生存质量的概念在医学领域尚未得到统一，但目前可达成以下三点共识：①生存质量是一个多维的概念，包括身体机能、心理功能、社会功能及与疾病或治疗有关的症状；②生存质量是主观的评价指标（主观体验），故应由被测者自己评价；③生存质量具有文化依赖性（culture-dependent），须基于一定的文化价值体系建立。

二、研究现况

随着社会经济发展、医疗条件不断改善、疾病死亡率降低，人们持续患病或带病生活的情况越来越多，慢性病的疾病负担尤为突出，这也促使学者们对生存质量的研究产生浓厚兴趣。目前有关 QOL 的研究涉及人类生活的方方面面，发表的相关论文数量也日益增长。笔者通过检索 PubMed 数据库发现，截至 2022 年 8 月，标题含 "quality of life" 一词的文章已有 83709 篇，其中 1959—1969 年仅有 6 篇，2000 年后有关 QOL 的论文数量迅速增长，到 2016 年后平均每年多达 5000 篇。标题、摘要或主题词涉及 QOL 的文章数量更多，呈现逐年增长趋势（表 5 - 1 - 1）。

表 5 - 1 - 1 PubMed 数据库有关生存质量研究的文献分布

年份	标题含"quality of life"的文章数（篇）及所占百分比（%）	标题/摘要/主题词涉及"quality of life"的文章数（篇）及所占百分比（%）
1959—1969	6 (0.007)	7 (0.002)
1970—1979	187 (0.22)	710 (0.19)
1980—1989	923 (1.10)	4071 (1.11)
1990—1999	5855 (6.99)	21335 (5.84)
2000—2005	9407 (11.24)	34876 (9.54)
2006—2010	12800 (15.30)	49653 (13.58)
2011—2015	18968 (22.66)	80115 (21.92)
2016—2022	35563 (42.48)	174790 (47.81)
合计	83709 (100.00)	365557 (100.00)

为了推动生存质量学术研究，促进人口健康，国际生活质量研究学会（International Society for Quality of Life Research，ISOQOL）于 1993 年应运而生。该学会共有来自 47 个国家的 700 余名成员，主要通过科学出版物、国际会议、短期教育课程等方式促进生存质量研究的信息交流。2007 年，为了促进华人地区生存质量研究的发展、讨论中华文化对生存质量研究的影响及其独特性，13 名中国 ISOQOL 成员发起成立了"国际生活质量研究学会 - 亚洲华人分会"（International Society for Quality of Life Research-Asian Chinese Chapter，ISOQOL-ACC），其每两年举行一次 ISOQOL-ACC 会议及全国年会。2014 年，世界华人生存质量研究学会（World Association for Chinese Quality of Life，WACQOL）在广州成立，并举办了第一届世界华人生存质量学会成立大会暨第六届全国生存质量学术交流会。相关研究组织的贡献详见本章第四节。这些学会的成立及相应期刊的创办极大促进了我国乃至世界生存质量研究的发展。

目前，在医学领域，生存质量评价主要应用于 6 个方面：人群健康状况评定与健康影响因素的探讨、预防性干预及保健措施的效果评价、卫生资源配置与利用的决策、药物和治疗方案的评价与选择、临床预后及其影响因素分析，以及医患沟通和个体化治疗的促进。同时，这些应用研究在当前呈现如下趋势：前 3 种应用研究主要由社会学界或统计学界完成，后 3 种应用研究则由临床领域研究者完成。国外生存质量评价在医学领域的应用起步较早。1980 年，欧洲癌症治疗研究组织（European Organization for Research and Treatment of Cancer，EORTC）便创立了生存质量研究组，开展癌症患者的生存质量评价研究。目前，已有 16 个欧洲国家和美国、加拿大、澳大利亚等国家加入该研究组，并共同研究制订了一个反映癌症患者共性的核心生存质量量表（quality of life questionnaire），简称为 QLQ-C30，并制订了不同癌症的特异量表，如乳腺癌 QLQ-BR24、食道癌 QLQ-OES24 等。

我国关于生存质量的研究始于 20 世纪 80 年代中期，主要在医学领域开展，后逐渐扩展至其他领域。截至目前，以患有特定疾病的患者、老年人、大学生为研究对象的生存质量研究仍居多数。20世纪 90 年代，我国学者即开始了针对癌症患者的生存质量量表（quality of life instruments for cancer patients，QLICP）系统研制工作。20 世纪末，医学领域在此方面最早的研究专著《生命质量测定与评价方法》（万崇华，1999）和《生存质量测定方法及应用》（方积乾，2000）相继出版。进入 21 世纪后，生存质量的研究与应用日益增多，刘凤斌等研制了中医领域的生存质量量表，万崇华等研制了慢性病患者生存质量测定量表（quality of life instruments for chronic diseases，QLICD），《医学生存质量评估》（郑良成，2005）、《癌症患者生命质量测定与应用》（万崇华，2007）等一系列专著也相继出版。

随着研究的不断深入，生存质量的构成内涵发生了一系列演变。在早期研究中，生存质量多局限于一些"硬指标"，如生存时间、人均收入、身体结构完整度等客观指标。自 20 世纪 60 年代起，生存质量的社会性逐渐被接受，其构成内涵开始以主观感受为主，并兼顾一些客观指标。到了20世纪80年代中期，生存质量的测量更加精确和规范，逐渐聚焦主观感觉指标，对于是否包括客观指标仍然存在较大争议。从各个学者提出的生存质量构成的观点来看，以WHO和Ferrell提出的结构较为全面，层次也比较分明。WHO在1993年提出的生存质量测定包括6个领域：身体机能、心理状况、独立能力、社会关系、生活环境、宗教信仰和精神寄托。每个领域下设一系列维度，共计24个维度。Ferrell在1995年提出四维模式结构：身体健康状况（包括各种生理功能活动有无限制、睡眠是否正常等）、心理健康状况（如智力、情绪等）、社会健康状况（如社会交往、家庭关系、社会地位等）和精神健康状况（对生命价值的认识、宗教信仰和精神文化等）。

然而，有关生存质量的研究仍然存在许多问题亟待解决，概括起来，主要有以下4个方面。

1. 生存质量的概念和构成

生存质量的研究发展至今，其概念和构成发生了巨大改变。然而不同学科、不同领域的学者因视角不同，对其认识也不相同，因而生存质量至今没有一个完全公认的定义和构成。

2. 生存质量的测量

生存质量的测量方法已有较好研究基础，相对成熟，但仍存在一定问题。如在研制量表的过程中，如何筛选条目及如何评价筛选方法、怎样确定和评价反应尺度等；又如，在生存质量测量的过程中，如何确定样本含量、如何确定测量的时间和次数、如何处理缺失数据问题等。上述问题仍然值得深入探讨。

3. 生存质量的评价与解释

近年来，研究者们在不同重点人群中均进行了大量生存质量评价，越来越多人认识到仅根据治疗前后量表得分差异的假设检验 P 值来判断疗效是不科学的，所以最小临床意义变化值（minimal clinically important differences，MCID）已成为生存质量评价研究的热点。目前 MCID 量表的制订方法尚未得到完全认可和统一，如何确定不同疾病的 MCID 也亟待具体研究。

4. 生存质量的应用

在生存质量的应用方面存在的问题主要是：是否每种疾病或者每类人群都需要进行生存质量评价；是否每种疾病都需要制订专一的量表；如何在众多已有的量表中选择正确的量表并予以推广应用；等等。

第二节　生存质量测量的有关方法

一、生存质量测量的基本理论

（一）经典测验理论

从 19 世纪末开始兴起、20 世纪 30 年代渐趋成熟的经典测验理论（classical test theory，CTT）是以真分数理论（true score theory）为核心假设的测量理论体系，故也称真分数理论，它是当今心理测量领域三大理论派别之一。

真分数是指测量中不存在测量误差时的真值或客观值，其操作定义就是无数次测量的平均值，通常用 X_∞ 或 T 表示。此外，通常用 X_t 或 X 表示实测分数，X_e 或 E 表示测量误差分数，则真分数的基本方程式可表述为 $X_t = X_\infty + X_e$ 或 $X = T + E$。

真分数理论有三个基本假设：其一，由于测量误差的随机性，测量误差分数的平均数为0；其二，测量误差分数与真分数互相独立，即二者的相关性为0；其三，两次测量的误差分数之间的相关性为0。

在上述三个基本假设的基础上，真分数理论作出了如下两个重要推论：①真分数等于实测分数的平均数，即 $[T = E(X)]$；②在一组测量分数中，实测分数的变异数（方差）等于真分数的变异数（方差）和测量误差分数的变异数（方差）之和，即 $(S_X^2 = S_T^2 + S_E^2)$。经典测验理论在真分数理论的基础上构建的理论体系与方法，涵盖信度、效度、项目分析、常模、标准化等基本概念。

（二）潜在特质理论

潜在特质（latent trait）是指虽不能证明存在于人体结构中，但制约人行为的心理品质。心理测量的任务就是分析被试者行为的潜在特质，确定潜在特质在量表上的具体表象，最后对被试者的行为进行特质判断。心理测量学通过建立潜在特质模型，从而将潜在特质进行量表化。潜在特质空间（latent trait space）是一个制约某一行为的潜在特质集合。潜在特质空间维度是指潜在特质空间里相互独立的潜在特质子集。当潜在特质空间中只包含一个潜在特质时，即将该空间称作单维潜在特质空间；当含有多个潜在特质时，则可将该空间称作多维潜在特质空间。若把潜在特质空间记为 θ，空间中的第 i 个特质记为 θ_i，那么一个 m 维潜在特质空间就可以表示成：

$$\theta = (\theta_1, \theta_2, \cdots, \theta_i, \cdots, \theta_m)$$

每个 θ_i 被称为潜在特质分量。测量学中把制约人某一行为的所有潜在特质的集合称作全特质空间。

潜在特质理论（Latent Trait Theory）是心理测量理论的基础。项目反应理论（Item Response Theory，IRT）是基于潜在特质理论发展形成的一套方法学理论，它所测量的特质空间可涵盖从简单到复杂的行为心理特质。最常用的 IRT 基础概念一般都把研究范畴定在单维特质空间内。但须注意的是，在测量任何行为特质时，必须保证设定的特质空间是全特质空间。

（三）项目反应理论

洛德在1953年提出的双参数正态肩形曲线模型（two-parameter normal ogive model）标志着 IRT 的诞生。IRT 的基本思想是利用数学模型表示被试者能力、题目参数和被试者对考试题目的反应（正确作答概率）之间的关系。它通过项目参数刻画题目特征，可计算题目相似性指标，从而用于选择题目和生成试卷。

项目反应理论模型一般具备三个特点：第一，项目反应理论模型须符合模型假设的要求，即被试者的测验作答情况只取决于被试者在潜在特质空间范围内的各个潜在特质，而与其他条件无关。第二，项目反应理论模型可以表达被试者的测验作答情况和潜在特质之间的关系，也就是说能利用数学关系将两者关联。第三，项目反应理论模型能够提供被试者在各个潜在特质分量的评价分数。项目反应理论模型主要包含三个项目参数，分别是区分度参数 a、难度参数 b 和猜测参数 c。区分度参数 a 代表项目区分被试者能力的程度，区分度越大，所选择的题目越能区分被试者能力。难度参数 b 代表项目的难易程度，难度参数越大，题目越难。猜测参数 c 代表项目的猜测系数，猜测参数越大，题目越容易被猜对。

总的来说，IRT 克服了经典测验理论的局限性。其是基于潜在特质理论和项目特征曲线发展起来的，能分析被试者能力强弱、题目参数和被试者对考试题目反应程度的一类方法。

二、生存质量的测量手段

根据研究目的和内容的差异，生存质量的测量手段具有多样性，其层次和侧重点不同，适用条件也不同。常用的生存质量测量手段如下。

（一）访谈法

访谈法（interview）是一种较为古老且运用广泛的研究方法，是指通过与受访者面对面地交谈来采集学术资料的一种方法。根据研究者对访谈过程的控制程度，可将其划分为结构式访谈（或封闭式访谈）、半结构式访谈及无结构式访谈（或开放式访谈）。访谈法能够较直接地了解受访者的感受与状态，收集第一手资料，是定性研究比较常用的研究方法。访谈法的具体做法包括三个要点：①设计合适的提纲；②恰当地提问与回应；③及时地记录信息。目前，访谈法的方式已不局限于面对面交谈，电话、短信及通过其他社交软件的交谈也都可以作为一种补充方式。

访谈法的主要特点包括以下四点。

（1）准确且灵活。访谈法的研究内容与研究过程实时受到研究者的掌控，有充分的灵活性；并且，访谈所得的资料皆来源于受访者的表述，在特定的访谈环境中，可以得到较为准确的访谈结果。

（2）深层次研究。在访谈时，研究者可针对某一问题进行追问，还可以通过观察受访者的言行、表情等外在表现，进行进一步的研究。

（3）较高的成本。访谈法较大的不足为成本花费高。与问卷调查法相比，访谈需要与受访者进行直接的交流，因此，时间、人力、物力的成本很高。

（4）其他影响因素大。访谈的灵活性决定了其访谈结果的偏差性，受访者的个人经历、心理因素，研究者的访谈方式、交流习惯等都会对最终结果造成影响。

（二）观察法

观察法（observation）是在自然条件下，对表现心理现象的外部活动进行有系统、有计划的观察，从中发现心理现象产生和发展的规律性的一种方法。例如，观察学生课堂表现，可以了解学生注意的稳定性、情绪状态和人格的某些特征；又如，观察婴儿的言语活动，可以了解个体言语发生和发展的一般规律。

一般在下列情况下采用观察法：①对所研究的对象无法加以控制；②控制条件可能影响某些行为的出现；③由于社会道德的要求，不能对某种现象进行控制。观察法的主要缺陷包括：①在自然条件下，事件很难严格按相同的方法重复出现，因此，对某种现象难以进行重复观察，而观察的结果也难以得到检验和证实；②在自然条件下，影响某种心理活动的因素是多方面的，因此，对用观察法得到的结果往往难以进行精确的分析；③由于对条件未加控制，观察时可能出现不需要研究的现象，而需要研究的现象却没有出现；④观察容易"各取所需"，即观察结果易受观察者本人的兴趣、愿望、知识经验和观察技能影响。

（三）主观报告法

主观报告法是指由受试者根据自己的健康状况和对生存质量的理解，自己对其生存质量进行评价，并报告。该方法是一种简单的、一维的全局评价法，其优点是非常容易分析处理，特点是缺乏可靠性和综合性。因此，一般不用或不单独使用该方法，仅将其作为其他方法的补充。

（四）症状定式检查法

症状定式检查法，适用于针对疾病症状的生存质量评定，以及针对治疗毒副作用的生存质量评定。该方法把各种可能的症状或毒副作用列表出来，由评定者或患者自己选择，选项可以是"有"

"无"两项，也可为程度等级，如常用的鹿特丹症状定式检查（Rotterdam symptom checklist，RSCL）等。

（五）标准化量表评价法（主流方法）

目前，标准化量表评价法为生存质量测定的主流方法。利用量表测定生存质量涉及三个要素：①测定的工具，即生存质量测定量表；②量表的使用方法和计分规则；③测定的数值，即用测定得到的数值去确定测定对象的生存质量水平，从而对得分做出适当的解释。

从广义来看，生存质量量表的制订方法包括测定概念的确立、可操作化定义的明确、条目的形成及筛选、量表的考评及修订等一系列步骤。从狭义来看，生存质量量表的制订方法仅指明确生存质量概念并形成条目的方法，即从测量学原理出发，提出条目并形成条目池的标准化方法。

常见的生存质量测定量表有如下几种（表5-2-1）。

（1）普适性量表（generic scale）：主要包括由世界卫生组织研制的WHOQOL-100和WHOQOL-BREF、36条目简明健康状况调查问卷（SF-36）、社区人群功能测定量表COOP/WONCA等。

（2）疾病特异量表（disease-specific scale）：主要包括反映癌症患者共性的核心量表（QLQ-C30）、癌症患者生活功能指数（functional living index-cancer，FLIC）量表、针对糖尿病患者的生存质量量表（diabetes quality-of-life measure，DQOL）等。

（3）领域特异量表（domain-specific scale）：主要包括用于老年人日常生活活动测定的ADL/IADL量表，用于心理健康测量、社会健康测量、主观生存质量测量的量表，疾病影响量表，Karnofsky机能状况量表，健康良好状态指数综合评价量表等。

表5-2-1　常见生存质量测定量表

量表名称	涵盖条目维度	简要介绍
WHOQOL-100	包括100条问题，涵盖6个维度（24个方面）：生理领域、心理领域、独立性领域、社会关系领域、环境领域，以及精神支柱/宗教/个人信仰	WHOQOL是WHO动员20余个国家和地区，共同研制的跨国家、跨文化且适用于一般人群的普适性量表。其在1991年开始研制，问题于1995年由236条减至100条，即构成WHOQOL-100
36条目简明健康状况调查表（SF-36）	常用的是英国发展版和美国标准版，包括8个维度：躯体功能、躯体角色、躯体疼痛、总体健康状况、活力、社会功能、情绪角色和心理卫生	SF-36是美国医学结局研究（Medical Outcomes Study, MOS）组开发的一个普适性测定量表。该工作始于20世纪80年代初期，形成了不同语言背景的多种版本的量表
总体健康状况（general health questionnaire, GHQ）量表	研究组从140个条目中选出60个主要条目构成初版量表，随后开发出30、28、20和12个条目构成的不同简化的GHQ-28包括4个维度：焦虑/失眠、严重压抑、社会功能障碍，以及躯体症状	GHQ开发之初主要用于精神心理评定，后来推广用于一般的医学健康状态评定
癌症患者共性的核心量表（QLQ-C30）	QLQ-C30（V3.0）包括30个条目，涵盖15个维度，分别是5个功能维度（躯体、角色、认知、情绪和社会功能）、3个症状维度（疲劳、疼痛、恶心呕吐）、1个总体健康状况维度和6个单项测量条目（每个条目作为1个维度，包括呼吸困难、失眠、食欲不振、便秘、腹泻和经济困难）	QLQ-C30是EORTC开发的癌症患者生存质量测定量表体系（即中的核心量表，可用于所有的共性的生存质量测定（即对此类患者共性部分做评价）。在此基础上，增加不同癌症的特异性条目（模块），即构成不同癌症的特异量表
癌症患者生活功能指数（FLIC）量表	包括22个条目，能较全面地描述患者的活动能力、执行角色功能的能力、社会交往能力、情绪状态、症状和主观感受等，适合预后较好的癌症患者（如乳腺癌患者）的生存质量评价	FLIC常用于癌症患者生存质量的自我测试，或者用于癌症患者特异性功能障碍的鉴定。量表采用线性计分法，每个条目的回答均在一条标有1～7数字的线段上划记
癌症康复评价系统（cancer rehabilitation evaluation system, CARES）量表	包括5个维度：躯体、心理、医患关系、婚姻和性功能	CARES最初包括139个项目，用于全面评价癌症患者的生存质量，此后其较简化为含59个项目的简表（CARES-SF）
老年人日常生活活动测定（activities of daily living, ADL）量表	初版量表包括6个维度：洗漱、穿衣、如厕、用餐、室内走动、大小便自我控制。经修正和扩展的ADL分两大部分：躯体活动（此为维持躯体活动的基础）和日常事务活动（此为维持日常功能与社区活动的基础）	ADL主要应用于慢性疾病患者和老年人的生存质量测定

续上表

量表名称	涵盖条目维度	简要介绍
生存质量指数 (quality of well being index, QWB) 量表	包括与患者日常生活活动相关的 3 个维度：移动、生理活动和社会活动	QWB 量表因其指标定义清楚和权重分配合理而被广泛应用，每个维度下设 3～5 个等级子以描述
生存质量指标 (QL-index) 量表	包括 5 个维度：运动、日常活动、健康意识、家庭和朋友的支持、生命观	QL-index 量表的每个项目答案分 0、1、2 三个强度，用于评估严重疾病的治疗效果和疾病的减轻程度
疾病影响程度 (sickness impact profile, SIP) 量表	包括 3 个维度：运动能力（3 个方面）、心理适应能力（4 个方面）、自理能力（5 个方面）	SIP 广泛应用于了解慢性病患者的情况，既评估了患者的自理能力，也评价了患者的情绪状态和社会角色完成情况
线性模拟自我评价 (linear analogue self-assessment, LASA) 量表	包括食欲、睡眠、一般活动、精神状态、情绪、人际交往、生活兴趣等维度	LASA 量表由患者对自己的行为、心理状态、健康状态等进行评分。量表采用线性计分法，每个条目的回答均在一条标有 0～10 数字的线段上划记
诺丁汉健康 (Nottingham health profile, NHP) 调查表	第一部分评价患者的主观健康感觉情况，主要包括 6 个维度：疼痛、社交孤独、情绪反应、躯体运动能力、睡眠情况和精力。第二部分评估疾病对日常生活的影响，包括 7 个维度：职业、家务、社会生活、家庭生活、性生活、嗜好和假期生活	NHP 是一个由两部分组成的自评问卷。由于第二部分有权重之分，并不适用于那些内容界定模糊，且各条目没有权重使用第一部分作为其研究的独立量表
健康测定指数 (index for measuring health, IMH) 量表	包括与患者工作、娱乐、身体疾患及心理疾患等有关的方面，共计 10 个项目	IMH 量表每个项目按 0 分、0.5 分、1 分的标准进行计分，以 10 个项目的平均分作为生存质量的综合评价指标

三、生存质量测定量表的开发与验证

（一）量表的研制方法

如前所述，标准化量表是生存质量测量的主要工具。为保证测量结果的准确、可靠，生存质量量表的编制应标准和规范。总的来说，量表研制主要有两种途径。一种途径是利用国外已有的著名量表，按照一套严格的量表翻译程序形成所需语言版本（如中文版本）量表。其主要步骤包括翻译及回译、文化调适、等价性考察、预调查与评价等。这种途径不仅较为便捷，而且可以增加相关研究在国际上的可比性。目前国内应用的许多量表即采取这种研制途径而来，如 WHOQOL-100 中文版、SF-36 中文版等。另一种途径则是根据量表开发的一套程序和方法，直接独立研制适用于本国的量表。下面主要介绍直接独立研制全新量表的主要步骤与方法。

1. 明确研究对象及目的

确定研究人群，从而决定制订普适性量表还是疾病/领域特异量表。明确测量目的是评价某些群体的生存质量水平，还是判别不同人群的生存质量水平。

2. 设立研究小组

一般需由专家、医生、护士、研究人群（或一般人群）等各层次人员组成议题小组（nominal group）和核心小组（focus group），承担量表的制订与考核工作。其中，议题小组成员来源应更广泛，主要负责条目的提出；核心小组成员则应更专业化和精干化，负责具体的研究工作，包括研究制订计划及实施安排。

3. 明确所测概念的理论框架

核心小组给出所测生存质量的可操作化定义及其构成含义，形成理论框架。所测生存质量的定义，应包含领域（domains）和方面（facets），以及每一领域和方面的内涵。

4. 提出条目，形成条目池

由核心小组将所测概念的理论框架向议题小组进行详细介绍和说明，议题小组成员在明确测量的理论框架后，分别独立地写出与上述理论框架有关的条目（可按领域或方面写出各条目，也可笼统地写出整个量表的条目）。核心小组将各议题小组成员提出的条目收回并进行整理分析，对含义相同但表达不同的条目进行汇整，形成一个统一条目，所有不同条目即构成条目池。

5. 确定条目形式及答案选项

条目作答可分为线性和等级形式。线性形式即在答案中给出一定长度的线段（如长 10 cm 的线段）和线段两端答案选项，由受访者在线段上划记作答。等级形式则选择适当的程度副词作为答案选项，通常采用李克特（Likert）5 级法（如分为"很差""差""中等""好""很好"5 个等级，分别设置为 5 个答案选项），必要时通过反应尺度（response scale）分析来确定。反应尺度分析的目的是对答案选项的各种程度副词进行定位分析，具体做法如下：先对同一类型条目提出 10～15 个可能的答案，如"总是""经常""偶尔""很少""几乎不""从来不"等，然后请受访者将答案选项标记在一段给定两端点的线段上（长度为 0～10 cm），再对这些词的位置（均数或众数）进行分析，从而选出有关的词作为答案选项。比如按 5 点法分析答案，两个端点的词已固定，再取位置大约定在 2.5 cm、5.0 cm 和 7.5 cm 处的 3 个词，使得每个选项间等距离，从而方便评分及统计分析。

6. 条目精简和筛选

通过医护人员/患者访谈、专家咨询、核心小组讨论等定性方法对条目的重要性、代表性、简洁性、可理解性及全面性等进行评估，逐一对条目进行精简和修改，形成初量表。然后，利用初量表进行现场测试并得到实测值，接着进行定量分析以筛选条目，具体筛选方法包括离散趋势法、相关系数法、主成分分析与因子分析法、聚类分析法、多元逐步回归分析法、判别分析方法、克朗巴赫系数法、项目反应理论法等。条目筛选应遵循重要性大、敏感性高、独立性强、代表性好、确定性好的原则，并兼顾可操作性及可接受性。对条目进行精简、筛选后，方可形成测试版量表。

7. 量表预调查与评价

利用测试版量表分别对专家/医务人员和患者（即量表的预设调查对象）进行预调查。其中，对专家/医务人员进行预调查的主要目的是了解条目的重要性、相关性、简洁性、可理解性及全面性等测量学特性，故而专家/医务人员无须回答具体的选项，而患者除需要进行上述定性评价外，还需回答具体选项。根据患者回答情况，对量表的信度、效度、反应度等测量学特性进行评价，详见下一小节"量表评价方法"。

8. 量表确立或进一步修改完善

若预调查及评价结果显示量表的测量学特性较好，且条目无须修改，则直接将测试版量表确立为最终版量表，否则须继续修改完善，并再次评价量表的测量学特性。只有达到测量学特性要求的量表才能得到正式确立和应用。

此外，值得注意的是，在进行现场测试和预调查时，应抽取有代表性的人群作为样本。调查、访谈、讨论会的组织实施也应遵循一定的规范。参与调查、访谈、讨论会的组织和实施的所有工作人员都应经过培训。对每次访谈和讨论的内容应做好录音和记录，并采用双人法进行数据录入与整理。

（二）量表评价方法

在完成量表研制后，需要运用抽样调查数据对量表的特性进行验证和评价，方能推广使用该量表。在此阶段，研究者需要基于该量表开展抽样调查，对样本量的一般要求是达到条目数的 10 倍以上。随后，研究者需对收集的数据进行整理和定量分析，以评价量表的可行性、效度、信度及反应度等测量学特性。

1. 可行性（feasibility）

主要评价量表是否易于被人接受且完成填写。通常采用以下三个指标评价量表的可行性。

（1）应答率（response rate），即回收率，体现调查对象是否愿意填写该量表。通常要求量表的应答率达到85%以上。

（2）完成率，即调查对象中完成该量表的比例，体现量表是否易于完成。通常要求量表的完成率达到85%以上。

（3）完成时间。在现实生活中，冗长的量表会使调查对象感到厌烦，因此，应将量表平均完成时间控制在 20 分钟以内。

2. 效度（validity）

效度即有效性，是指测量工具或手段能够准确测出所需测量的特质的程度。换言之，效度是指测验的准确性和有用性，是科学测量工具必备的条件。常用的效度评价指标有内容效度、结构效度和效标效度。

（1）内容效度（content validity）。内容效度是指测量的内容能真实反映或真正代表所要测量的调查对象或事物特质的程度。在生存质量研究领域，大部分量表为患者报告结局量表（patient-reported outcome measure，PROM），即量表以患者的主观感受为生存质量指标。这类量表的内容效度十分关键，因为它反映了量表调查目的与患者所理解和表达的内容是否一致。然而，内容效度往往难以测量。在过去，内容效度一般由专家根据实践经验进行评议，或通过结构效度的量化指标间接反映。而近年来，随着 COSMIN①（consensus-based standards for the selection of health measurement instruments）准则的提出和发展，内容效度有了系统和客观的评判标准。COSMIN 准则是经 21 个国家的 158 名专家讨论得到的健康相关测量工具遴选指南，其包含针对内容效度的评分系统。该评分系统综合考虑了量表开发和验证的过程，以及专家和患者对量表的评价（包括可理解性、全面性、相关性等），并结合研究资料判定证据等级，客观地对内容效度进行定量评价。

（2）结构效度（construct validity）。结构效度用于检验量表的结构是否符合科学的理论框架，或检验量表的结构是否与量表的编制者所构想的一致，通常采用探索性因子分析（exploratory factor analysis，EFA）与验证性因子分析（confirmatory factor analysis，CFA）进行评价。若量表的编制者未预先确定量表的结构，则可以运用探索性因子分析，提取特征值（eigenvalue）大于 1 的因子，比较提取的因子的数目及其组成是否与相关的理论相吻合、是否易于解释。若是，则认为该量表具有较好的结构效度。若量表是根据一定的框架编制的，则可运用验证性因子分析，评估实测数据与预先构想的因子模型的拟合程度，可用的指标包括近似误差均方根（root mean square error of approximation，RMSEA）、拟合优度指数（goodness of fit index，GFI）、比较拟合指标（comparative fit index，CFI）等。一般认为，在 RMSEA 小于 0.08，GFI 和 CFI 均大于 0.9 的条件下，因子模型拟合程度良好，即量表具有良好的结构效度。

（3）效标效度（criterion validity）。效标效度是指量表得分与某种外部准则（效标，或称"金标准"）之间的关联程度，用测量

---

① 关于 COSMIN 方法的具体资料和详细介绍，可于其官网 www.cosmin.nl 下载。

得分与效标之间的相关系数来表示。在生存质量研究领域，通常将国际公认的量表作为效标（如 SF-36、WHOQOL-100）来检验新量表与效标量表的测量结果之间的相关性。常用的评价方法是请调查对象在同一时间段内完成两份量表，计算测量得分的相关系数。相关系数越大，则效标效度越好。

3. 信度（reliability）

信度是指测量结果的可靠程度，是对测量工具所得结果的稳定性的评价。常用信度评价指标有内部一致性信度、重测信度和分半信度。

（1）内部一致性信度（internal consistency）。内部一致性信度是指用来测量同一个概念多个条目的一致性程度，是目前比较流行的信度评价方法。常用的指标为克朗巴赫 α 系数（Cronbach's α coefficient），它是量表所有可能的项目划分方法得到的分半信度系数的平均值。对有明确子量表或亚维度的量表，克朗巴赫 α 系数亦可用于研究量表中每个子量表或维度内条目的同源性（同质性）。克朗巴赫 α 系数的取值在 0 和 1 之间，如果 α 系数未达到 0.6，一般认为量表内部一致性信度不足；达到 $0.7 \sim 0.8$ 时表示量表具有一定的信度；达到 $0.8 \sim 0.9$ 时说明量表信度非常好。

（2）重测信度（test-retest reliability）。重测信度是指在所测量特质未变的情况下，一段时间内前后两次测量结果的一致性。通过计算两次测量得分之间的相关系数，即可判断重测信度。两次测量得分的相关系数也称为稳定性系数，两次得分的相关性越高，表明量表越具有稳定性，重测信度越好。

（3）分半信度（split-half reliability）。分半信度又称折半信度，是在一次测量后将条目分为条目数相等的两部分（通常是分为奇数题和偶数题），计算两部分得分的相关系数，相关系数越大，则代表分半信度越好。

4. 反应度（responsiveness）

反应度是指量表测出调查对象特质的微小改变的能力。对于生存质量量表，反应度有两层含义：一是指量表能够测出生存质量在时间上纵向变化的能力和程度；二是指量表能够区分需要判别的两类人群的生存质量水平，如区分癌症患者与健康人群的生存质量。对于生存质量在时间上纵向变化的比较，可采用配对 t 检验、差异相关法等方法；对于两类人群生存质量水平的区分，可采用 t 检验、秩和检验等统计方法。

四、量表评分影响因素的统计建模

对量表评分的影响因素进行挖掘分析，可进一步评估不同因素对人群生存质量的影响效应，有利于揭示生存质量的干预靶点路径和关键变量。构建以生存质量量表评分为结局变量的影响因素模型，主要方法包括多重线性回归模型、广义线性回归模型，以及半参数模型如 Cox 回归模型等。多重线性回归模型要求数据满足独立、线性、正态、等方差的前提假设，适用于结局指标为数值型变量的情况。广义线性回归模型是线性回归模型的拓展，既适用于结局指标为数值型变量的情况，也适用于分类变量结局的情况（例如，有 0—1 取值的生存质量评分，以 0.5 为分割点，>0.5 为生存质量较好、≤0.5 为生存质量较差的二分类结局。同理，多分类结局也适用）。Cox 回归模型适用于同时关注健康结局发生与否（如生存质量的好坏），以及发生这种结局所经历时间长短的统计分析。

（一）多重线性回归模型

多重线性回归用于定量描述量表评分 Y 和影响因素 X 之间的线性依存关系。多重线性回归可分析多个影响因素的效应情况，并可以考虑混杂因素的影响，其表达式为：

$$\hat{Y} = b_0 + b_1X_1 + b_2X_2 + \cdots + b_iX_i \qquad (5-1)$$

式中，$\hat{Y}$ 是各影响因素取值固定时，结局变量 Y 的总体平均值的估计值。b_0 表示当所有影响因素取值为 0 时，结局变量 Y 的总体平均值的估计值；b_i 为影响因素 X_i 的偏回归系数，是总体参数 β_i 的估计值，表示当其他影响因素保持不变时，该影响因素 X_i 每增加一个单位，结局变量 Y 平均变化 b_i 个单位。线性回归通常采用最小二乘法估计偏回归系数，其基本原理是使量表评分的观测值与回归方程的估计值之间的残差平方和最小。模型拟合后，通常采用方差分析的方法检验整个回归方程是否具有统计学意义，采用 t 检验推断总体偏回归系数是否为 0。根据方差分析表中的离均差平方和（SS）或者均方（MS）可计算决定系数或者校正决定系数，反映模型拟合效果的优劣。

申旭波等（2018）利用生存质量简表（WHOQOL-BREF）测量 40 岁以上男性的生存质量。该研究以患病种类数及人口学因素为自变量，分别以生存质量生理、心理、社会关系和环境 4 个领域的评分为结局变量，建立多重线性回归模型，分析生存质量的影响因素。研究发现，文化程度、婚姻状况、吸烟状况、家庭人均收入及患病种类数是中老年男性生存质量的影响因素。

（二）广义线性回归模型

以生存质量量表评分为结局变量的影响因素分析中，若结局变量并非连续性正态分布变量，则不适用于多重线性回归模型，那么可选择广义线性回归模型。广义线性模型为多重线性模型的扩展，通过连接函数建立结局指标的数学期望与影响因素线性组合之间的关系。在广义线性模型的框架下，量表结局指标的假设分布可以有多种设定形式，适用于非连续型资料或非正态资料的分析。此外，广义线性模型对影响因素的分布也没有特殊要求。

1. Logistic 模型

在生存质量研究领域，最常用的广义线性模型是 Logistic 模型，其适用于结局变量为分类变量的分析。根据量表结局变量类型，其可分为二分类 Logistic 回归、有序多分类 Logistic 回归和无序多分类 Logistic 回归。下面对上述三种 Logistic 模型逐一进行简介。

（1）二分类 Logistic 回归。若生存质量量表的结局变量为二分类变量，如生存质量的高低，则可采用二分类 Logistic 回归。对结局变量发生概率 π 做 $logit$ 转换后，即 $logit(\pi) = \ln\left(\dfrac{\pi}{1-\pi}\right)$，以 $logit(\pi)$ 为结局指标建立 Logistic 回归模型，表达式为：

$$logit(\pi) = \ln\left(\frac{\pi}{1-\pi}\right) = \beta_0 + \beta_1 X_1 + \cdots + \beta_m X_m \quad (5-2)$$

式中，π 指结局变量发生的概率，$1-\pi$ 指结局变量不发生的概率，β_0 为常数项，$\beta_1, \beta_2, \cdots, \beta_m$ 为自变量 X_m 的回归系数。流行病学通常把结局变量发生概率 π 与未发生概率 $1-\pi$ 之比称为优势（odds）。回归系数 β_m 表示当方程中其他自变量保持不变时，自变量 X_m 改变一个单位与不改变之前，阳性事件发生的对数优势比 $\ln(OR)$。模型的检验方法包括似然比检验、Wald 检验和计分检验，回归系数检验方法为 Wald χ^2 检验。

祝欢等（2022）利用 SF-12 量表对丧偶老年人生存质量进行测量，利用自编社会资本量表调查丧偶老年人的社会资本状况，以分析社会资本对丧偶老年人生存质量的影响。该研究以生理健康的优劣作为生存质量结局变量，采用二分类 Logistic 回归分析。结果显示，丧偶老年人的社区社会资本越高，其生理健康和心理健康状况越好，说明社会资本对丧偶老年人的生存质量具有正向影响，提示可通过对老年人的社会资本进行干预，以提高其健康水平。

（2）多分类 Logistic 回归。二分类 Logistic 回归可拓展到多分类结局变量，包括有序多分类 Logistic 回归与无序多分类 Logistic 回归。若结局变量为有序多分类变量（如生存质量量表评分分为高、中、低三个等级），则可采用有序多分类 Logistic 回归，但要求满足平行性假定，即各个自变量在不同模型中的回归系数相同。若结局变量为无序多分类变量，或结局变量为有序多分类变量的资料不满足平行性假定，则可使用无序多分类 Logistic 回归。

假设生存质量量表评分分为高、中、低三个水平时，Y 分别取值为 1、2、3，各水平结局变量的发生概率分别为 π_1、π_2、π_3，拟合有序多分类 Logistic 回归模型，即 2 个二分类 Logistic 模型（"类别 1" 与 "类别 2 和 3" 比较，"类别 1 和 2" 与 "类别 3" 比较）：

$$logit\left[P(Y \leqslant 1)\right] = \ln\left(\frac{\pi_1}{\pi_2 + \pi_3}\right) = \beta_{10} + \beta_1 X_1 + \cdots + \beta_m X_m$$

$$(5-3)$$

$$logit\left[P(Y \leqslant 2)\right] = \ln\left(\frac{\pi_1 + \pi_2}{\pi_3}\right) = \beta_{20} + \beta_1 X_1 + \cdots + \beta_m X_m$$

$$(5-4)$$

由式 5-3 和式 5-4 可以看出，各 Logistic 模型的偏回归系数相同，差别体现在常数项上，即不同水平下各二分类模型阳性事件发生概率的 Logistic 曲线是平行的，只是截距不同。对此，需对有序多分类 Logistic 模型进行平行性检验（零假设 H_0：资料满足平行性假定；备择假设 H_1：资料不满足平行性假定）。平行性检验可采用似然比检验，一般认为检验结果为 $P > 0.1$（即不拒绝零假设），则满足平行性假定。此外，对有序多分类 Logistic 回归模型，通常使用最大似然估计拟合回归方程，参数估计和假设检验的方法也与二分类 Logistic 回归类似。

付文宁等（2022）利用老年健康状况多维尺度分析和相关因素调查量表对 1000 名大于或等于 60 岁的社区老人进行生存质量的测量。该研究以社会人口学变量、生活状况、健康状况和生活方式为影响因素，健康自评状况（评价等级为很好、好、一般、差）

为结局变量，建立有序多分类 Logistic 回归模型。结果显示，居住地、生活满意度、生活态度、是否与子女同住、慢性病患病情况、慢性病患病病种数、生活方式对老年人生存质量的影响有统计学意义。

若结局变量为无序多分类变量，或结局变量为有序多分类变量的资料不满足平行性假定，则可采用无序多分类 Logistic 回归模型。同样假设生存质量量表评分分为高、中、低 3 个水平时，Y 分别取值为 1、2、3，若以第 3 类为参考类，则可以构建 2 个不同的 Logistic 回归模型（"类别 1" 对比 "类别 3"，"类别 2" 对比 "类别 3"）：

$$\ln\left[\frac{\pi(Y=1)}{\pi(Y=3)}\right] = \beta_{10} + \beta_{11}X_1 + \cdots + \beta_{1m}X_m \qquad (5-5)$$

$$\ln\left[\frac{\pi(Y=2)}{\pi(Y=3)}\right] = \beta_{20} + \beta_{21}X_1 + \cdots + \beta_{2m}X_m \qquad (5-6)$$

由式 5 - 5 和式 5 - 6 可知，两模型的常数项和偏回归系数都不相同。回归系数的含义、参数估计和假设检验的方法与二分类 Logistic 回归类似。

侯富壤等（2021）利用 SF-12 量表对务工人员生存质量进行测量，分别将研究对象身体健康和心理健康总评分分为高、中、低 3 个水平，以等级变量作为结局变量，构建 Logistic 回归模型。由于资料未通过平行性检验（$P < 0.001$），故研究采用无序多分类 Logistic 回归模型。其结果显示，流动人口的生存质量与个人、社会层面等多种因素有关。该研究发现，年轻的流动人员身体健康状况较好，但心理健康状况较差，无工作者以及自营劳动者身体健康状况较差。该发现为流动人口健康改善的政策制定提供了依据。

2. Probit 模型

Probit 模型与 Logistic 模型的应用条件类似，亦可用于结局变量为二分类变量、无序多分类变量和有序多分类变量的分析。不同的是，Logistic 模型假设随机变量（结局 Y）服从逻辑分布，对总体概率 π 做对数连接函数转换，Probit 模型则假设生存质量评分分类的阈值点这一随机变量服从正态分布，$\pi = \Phi(\beta_0 + \sum_i \beta_i X_i) = \frac{1}{\sqrt{2\pi}} \int_{-\infty}^{\beta_0 + \sum_i \beta_i X_i} e^{-t^2/2} dt$，对总体概率 π 做 Probit 转换即得到影响因素的线性组合：

$$\Phi^{-1}(\pi) = \beta_0 + \sum_i \beta_i X_i \qquad (5-7)$$

式中，偏回归系数 β_i 指其他自变量保持不变时，该自变量每增加一个单位，出现某个结果的概率密度函数的改变值。通过将回归系数进一步进行转换，求得变量的边际效应，即可得知自变量每增加一个单位，出现某个结果概率的变化百分比。

冯石献等（2013）利用成年癫痫患者生存质量量表（quality of life in epilepsy，QOLIE-31）评估癫痫患者的生存质量，根据四分位数将癫痫患者的生存质量划分为 4 个等级，并利用 Probit 模型探究癫痫患者不同水平 QOL（$Y = 1$、2、3、4）的影响因素。结果发现，癫痫知识知晓率、焦虑、抑郁、服药形式和依从性是影响癫痫患者 QOL 的主要因素。

3. 分位数回归

在以生存质量量表评分为结局变量的影响因素分析中，若资料未完全满足多重线性回归模型要求的等方差性或随机误差等条件，在实际应用中就难以得到无偏的参数估计量。此时，可选择应用条件更宽松的分位数回归（quantile regression）来展开分析，以不同的分位数为基准描述影响因素对结局变量的影响作用。分位数回归具有以下三个优势：①适合用以分析不满足等方差假设的观测数据。②对条件分布的刻画更加细致，能给出条件分布的总体特征。③基于加权误差绝对值之和最小的准则来拟合最优模型，即从所选分位数切点产生误差绝对值之和最小时，所对应得到的参数估计，因此，误差项的估计不容易受到异常值的影响。$Y_{(\tau)}$ 定义为 $P(Y \leqslant Y_{(\tau)}) = \tau$，即 Y 小于等于 $Y_{(\tau)}$ 的概率是 τ。Y 的 τ 分位数回归模型的一般形式如下：

$$Q = -\sum_{t:y_t < X'\hat{\beta}_{(\tau)}}^{T} (1-\tau)(y_t - X'\hat{\beta}_{(\tau)}) + \sum_{t:y_t \geqslant X'\hat{\beta}_{(\tau)}}^{T} \tau(y_t - X'\hat{\beta}_{(\tau)})$$

$$(5-8)$$

式中，τ 为待估计的分位数值，取值范围为 $0 \sim 1$；系数 β 为绝对离差和的估计量，将随着 τ 的变化而有所不同。系数的检验采用 t 检验，与有序 Logistic 回归相似，分位数回归模型需进行平行性检验，对分位数回归模型的平行性检验多通过 Wald 检验实现。此外，模型整体的检验还可以通过拟合优度检验、似然比检验和 Wald 检验等实现。

张静等（2020）利用中文版糖尿病相关生存质量量表（Chinese normal audit of diabetes-dependent quality of life，CN-ADDQoL）测量 2 型糖尿病住院患者的生存质量，以总体生存质量得分作为结局变量，构建多重线性回归模型，并在 P_{10}、P_{25}、P_{50}、P_{75}、P_{90} 共 5 个百分位数点进行分位数回归。这 5 个百分位数点分别代表患者的 QOL 为"差""较差""一般""较好""好"。结果提示，传统线性回归模型仅能分析影响因素对患者 QOL 整体水平的作用，分位数回归则可进一步发现影响患者 QOL 得分水平的因素在不同分位点上的差异，获得更全面的影响因素信息，有助于为 2 型糖尿病住院患者生存质量改善提供更详细的循证依据。

4. 区间回归模型

区间回归模型（interval regression）是一种截断回归模型，可针对区间删失的数据建模。在实际研究中，区间删失数据也较为常见。例如，某个对象的运动时间可分为"小于 1 小时""1 ~ 1.5

小时""1.5～2 小时""2～3 小时""大于 3 小时"等区间，其中"小于 1 小时"（左删失）和"大于 3 小时"（右删失）即为删失的区间。当知道结局变量的每个观察值所处区间，但不知道观察值的确切值时，适合使用区间回归模型。特别是，与传统线性回归（linear regression）和有序 Logistic 回归相比，传统线性回归常使用区间中点拟合，有序 Logistic 回归要求资料满足平行性假定，而区间回归模型可克服上述模型的局限性，用于区间删失数据的拟合分析。在分析中，一般假设未知观察值的可能取值在某区间上均匀分布，以此推导模型参数，如系数的方差和协方差矩阵等。此外，模型检验可使用似然比卡方检验。对此内容感兴趣的读者可自行查阅本章相关参考文献（Billard & Diday，2000）。

Salomon 等（2015）在全球疾病负担研究 2013 中利用个人权衡法（person-trade off，PTO），要求受访者在两种情况下对健康人年和伤残人年之间进行权衡比较，进而得出不同健康状态的排序。针对待权衡的健康状态，以下举例说明。想象被调查者本人是一名睿智的决策者，若仅有有限医疗卫生资金进行一次健康干预，需要在 2 种相互排斥的健康干预措施之间做出选择。如果选择"甲措施"，1000 名（基线值 B_0）完全健康人的寿命将延长整整 1 年，1年之后均发生不良健康结局（如死亡）；但如果不选择"甲措施"，这群人都会立即死亡。如果选择"乙措施"，可帮助健康状况不理想（如罹患心脑血管疾病、发生骨折等，记为健康事件 H）的 N个人延长寿命 1 年，1 年之后该 N 个人仍会发生不良健康结局（如死亡）。但若不选择"乙措施"，意味着处于健康事件 H 的人均会立即死亡。在上述情景比较的假定下，使 N 满足 N = 1500，2000，3000，5000，10000……，请被调查者对不同健康事件 H 相应的健康干预措施做出选择，引入区间回归模型计算选择概率与 N 取值的关系。如果选择"甲措施"的概率大于"乙措施"，即延长 1000名完全健康人寿命的人年获益更大，意味着健康事件 H 的疾病负担不算特别大，其伤残权重（disability weight，DW）的估计值范围为（0，B_0/N）；反之，若采取"乙措施"的健康人年获益巨大，则说明健康事件 H 的疾病负担沉重，其伤残权重 DW 的估计值范围为（$B_0/N,1$）。GBD 研究指出，利用区间回归模型分析上述 PTO 权衡比较资料，不仅能解决区间删失的问题，还能得到较为稳健的伤残权重估计结果。对此内容感兴趣的读者可参阅文末 GBD 的相关文献。

（三）Cox 比例风险回归模型

当研究者不仅关心生存质量是否发生改变，还关心发生这种改变所经历的时间，如患者接受不同干预后生存质量的恢复时间时，以 Cox 比例风险回归模型（Cox proportional hazards regression model）为代表的生存分析是处理这类特殊资料的统计分析方法。

Cox 比例风险回归需要满足以下假定：一是比例风险假定，即各危险因素的作用不随时间变化而变化；二是对数线性假定，即模型中的协变量应与对数风险比呈线性关系。

Cox 比例风险回归模型的基本形式为：

$$h(t,X) = h_0(t)exp\,(\beta_1 X_1 + \beta_2 X_2 + \cdots + \beta_m X_m)\quad(5-9)$$

式中，X 为可能影响结局的协变量；$h(t,X)$ 为具有协变量 X 的个体在 t 时刻的风险函数；$h_0(t)$ 为基线风险函数，即所有 X 取值为 0 的个体在 t 时刻的瞬时风险；β_m 为总体回归系数。模型中 $h_0(t)$ 不要求服从特定分布形式，具有非参数的特点；而指数部分的协变量具有参数模型的形式，可以假定服从指数分布或对数分布等概率分布形式，且可根据样本的实际观测值估计参数 β_i。因此，Cox 比例风险回归模型属于半参数模型。

若危险因素 X 在暴露组为 1，在非暴露组为 0，则可以通过下式得到暴露组与非暴露组的风险比 HR：

$$HR = \frac{h(t,X=1)}{h(t,X=0)} = \frac{h_0(t)exp\,(\beta)}{h_0(t)} = exp\,(\beta)\quad(5-10)$$

若 X 为连续型变量，则 HR 可通过下式计算，此时回归系数 β 表示 X 每增加一个单位时其风险比的自然对数：

$$HR = \frac{h(t, X = k + 1)}{h(t, X = k)} = \frac{h_0(t)\,exp\left[(k+1)\beta\right]}{h_0(t)\,exp\,(k\beta)} = exp\,(\beta)$$

$$(5 - 11)$$

针对 Cox 比例风险回归模型，可利用最大似然法估计模型的回归系数 β_i，模型检验通常采用 Wald 检验和似然比检验。

Kaufman 等（2020）在一项Ⅲ期临床试验中，使用简明疼痛评估量表（modified brief pain inventory short form，MBPI-SF）、EORTC 的生存质量测定量表 QLQ-C30 及乳腺癌特异性量表 QLQ-BR23 等工具，测量激素受体阳性、*HER*2 阴性、晚期乳腺癌患者的生存质量，以评价内分泌治疗耐药患者使用玻玛西林联合氟维司群的治疗效果。采用 Cox 比例风险回归模型，比较使用联合治疗和单药治疗的两组患者的疼痛及其生存质量持续恶化时间的情况。结果显示，联合治疗方案在缓解患者持续疼痛，改善其疲劳、恶心和呕吐等临床症状，避免患者产生认知和社交功能障碍等方面，均优于采用玻玛西林单药治疗。

五、其他常见统计方法

在生存质量的研究中，除了上述的多重线性回归模型、广义线性回归模型及 Cox 比例风险回归模型等统计学模型，常用的统计方法还有判别分析（discriminant analysis）、主成分回归及典则相关分析等。下面对判别分析、主成分回归和典则相关分析逐一做介绍。

（一）判别分析

生存质量测定往往涉及多个领域的信息，欲从中筛选区分不同人群的量表条目，可采用判别分析探究不同人群特征（如病期）

与生存质量的关系。判别分析是根据判别对象若干个生存质量指标的观测结果，来判定某个对象应属于哪一类人群的数理统计方法，常用的判别分析方法有 Fisher 判别法和 Bayes 判别法。

Fisher 判别法的基本思想是：将两类观察对象的 p 维数据投影到某一方向，即找出某个综合考虑各观测指标的线性组合，使得在该投影方向上，同一类别的观察对象尽可能靠拢（近似），不同类别的观察对象尽可能分离，从而达到判别的目的。按照"组间方差与组内方差之比最大"的准则寻找这一线性组合，建立线性判别函数，如下式所示：

$$Y = b_1X_1 + b_2X_2 + \cdots + b_pX_p \qquad (5-12)$$

式中，b_p 为判别系数。建立判别函数后，逐例计算判别函数值，接着进一步计算两类对象的均数，按下式求得判别界值：

$$Y_c = \frac{\overline{Y}_A + \overline{Y}_B}{2} \qquad (5-13)$$

将观察对象的观测指标逐一代入判别函数，计算得到 Y 值，并与判别界值比较，以判定观察对象的所属类别。

在研究总体中，若已知任取某一个体属于各类别的概率不同，该个体属于第 j 类的概率为 q_j，即考虑先验概率（prior probability），则适合采用 Bayes 判别法。与 Fisher 判别法不同，Bayes 判别法是以概率为依据，根据观察对象属于各类别的概率大小来进行判别。两分类 Bayes 判别的基本思想是：在满足"错判损失最小"准则的前提下，产生个体分属两个类别的概率，根据概率大小判定个体的归属。在所研究总体中任取一个个体，在对其特征毫无所知的情形下，该个体属于某一类的概率为 q，则称 q 为属于该类的先验概率。考虑先验概率时，Bayes 判别函数可定义为：

$$Y_1 = C_{10} + C_{11}X_1 + C_{12}X_2 + \cdots + C_{1p}X_p + \ln_{(q1)} \quad (5-14)$$

$$Y_2 = C_{20} + C_{21}X_1 + C_{22}X_2 + \cdots + C_{2p}X_p + \ln_{(q2)} \quad (5-15)$$

式中，C 可通过训练样本（即用于建模的数据集）算得。将待判别个体的影响因素代入判别函数后分别计算 Y_1 和 Y_2 的数值，若 $Y_1 > Y_2$，则判别该个体属于第 1 类；若 $Y_1 < Y_2$，则判别该个体属于第 2 类。

判别效果的评价常用误判概率来衡量，一般要求判别函数的误判概率小于0.1（或小于0.2），这样方有应用价值。误判概率通常采用回顾性考核和前瞻性考核两种方式进行计算，以验证判别函数的分类效果。回顾性考核通过建立判别函数的样本数据直接回代进行判别；前瞻性考核将样本划分为训练样本和验证样本，前者用于判别函数的建立，后者用于判别函数效果的考核。一般而言，前瞻性考核的结果更具说服力。

陈鹏等（2007）利用 EORTC QLQ-C30 量表测量胃肠癌患者的生存质量，利用逐步判别分析建立判别函数。研究发现，整体生存质量和失眠症状可被用于辅助胃癌病期的分类，整体生存质量、失眠、社会功能和角色功能等可被用于辅助肠癌病期的分类。

（二）主成分回归

在以生存质量量表评分为结局变量的影响因素分析中，当自变量间存在多重共线性时，仍进行传统线性回归会导致模型失真或参数估计不准确，而采用主成分回归能克服这一不足。主成分回归即通过主成分分析使得影响因素降维，从而满足变量间相互独立的前提要求，再进行线性回归分析。

主成分回归的具体步骤如下。

1. 标准化自变量

假设自变量为 X_1，X_2，...，X_p，计算它们的均数（$\overline{X_1}$，$\overline{X_2}$，...，$\overline{X_p}$）和标准差（S_1，S_2，...，S_p），进而把它们标准化，记为 x_1，x_2，...，x_p，即：

$$x_i = \frac{X_i - \overline{X}_i}{S_i}, \; i = 1, 2, \cdots, p \qquad (5-16)$$

2. 主成分分析

求出其主成分，并确定主成分的个数。第一主成分的计算公式为：

$$C_1 = a_{11}x_1 + a_{12}x_2 + \cdots + a_{1p}x_p \qquad (5-17)$$

式 5-17 须满足：①C_1 的方差 $Var(C_1)$ 最大；②系数 a_{1p} 的平方和服从 $a_{11}^2 + a_{12}^2 + \cdots + a_{1p}^2 = 1$。

第二主成分 C_2 的计算方法与 C_1 相同，且须与 C_1 不相关。以此类推，可找到 $k(k \leqslant p)$ 个主成分。一般选取累积贡献率大于 80% 或者特征值大于 1 所对应的主成分，以此挑选因子载荷绝对值较大的部分，使所提取的主成分尽可能多地反映原变量的信息，并且满足彼此之间相互独立的回归分析前提要求。

3. 回归分析

回归分析是以生存质量量表评分为结局变量，对自变量（保留的主成分）作线性回归。

4. 把主成分还原为标准化的自变量组合

将回归方程中的主成分转换成标化后的自变量线性组合，从而得到基于标准化自变量构建的回归方程。标准化自变量的回归系数即为标准化偏回归系数，可用于变量效应的相互比较。

郭艳等（2016）采用生存质量综合评价量表（generic quality of life inventory-74，GQOLI-74）调查江苏省居民的生存质量，并初步建立生存质量综合评价模型。研究中以生存质量综合评价结果变量（Y_{19}）为因变量，客观生存质量维度（W_1）和主观生存质量维度（W_2、W_3、W_4）为自变量构建回归模型。已知主、客观生存质量两者具有一定的相关性，故采用主成分回归。对各维度指标首先进行标准化处理，根据主成分累积贡献率或特征值，从 $W_1 \sim W_4$ 中选取前2个主因子（F_1、F_2）作为居民生存质量综合水平的主成分，再作线性回归。结果为 $Y_{19} = 0.445 F_1 - 0.138 F_2 - 3.761e - 15$，其中 $-3.761e - 15$ 为常量，回代标准化自变量，可得 $Y_{19} = 0.04 W_1 + 0.15 W_2 + 0.14 W_3 + 0.14 W_4 - 17.76$，可见主观生存质量维度对综合生存质量评价结果影响更大，提示应将研究和工作重点放在提高主观生存质量上。

（三）典则相关分析

在研究不同生存质量量表的相关性分析中，欲反映不同量表多个维度的内在联系或线性相关情况，可采用典则相关分析。典则相关分析通过识别并量化两组变量之间的联系，将两组变量相关关系的分析转化为一组变量的线性组合与另一组变量的线性组合之间的相关关系。其基本思想与主成分分析相似，但后者只涉及一组变量的相互依赖关系，而典则相关分析则拓展到了两组变量间的关系研究。

典则相关分析要求两组变量均为连续变量，资料服从多元正态分布，且两组变量相关。其分析步骤如下：首先，在每组变量中找出变量的线性组合 V_1，使得两组变量的线性组合之间具有较强相关性（视变量分布情况估计 Pearson 相关或者 Spearman 相关系数）；然后，选取与第一组线性组合不相关的另一组线性组合 W_1，使其配对（V_1，W_1），并选取相关系数 $Corr$（V_1，W_1）最大的一对。如此重复，直到两组变量之间的相关性信息提取完毕。所选取的线性组合配对即典则变量，它们的相关系数为典则相关系数，该系数度量了两组变量之间联系的强度。典则相关分析中，每组典则变量所能解释的该组样本总方差的比例称为冗余度，其可度量典则变量所包含的原始信息量大小，用以判断两组线性组合间相关性是否提取完毕。典则相关分析的假设检验包括对两组线性组合的相关性检验

（采用似然比检验，分析两组变量线性组合的协方差矩阵是否为0）、对总体典则相关系数的检验，以及对部分典则相关系数的检验（可采用 Bartlett 检验）。对此内容有兴趣的读者可自行拓展阅读相关文献。

徐艳敏等（2013）使用典则相关分析，探究了美沙酮维持治疗海洛因依赖患者的睡眠质量与生存质量的关系。该研究使用中文版睡眠质量指数（PSQI）、WHOQOL-BREF 量表分别测量受试患者的睡眠情况和生存质量。研究的结局变量共包含两组，分别为 PSQI 总分及其 7 个成分，以及 WHOQOL-BREF 量表 4 个领域的评分。该研究首先使用双变量 Spearman 相关分析逐一探究两两变量间的相关性，然后作典则相关分析。通过冗余度分析，模型最终提取了可解释原变量信息 94.5% 的 2 对典则变量（典则相关系数分别为 0.548 和 0.264，P 均小于 0.001）。研究发现，基于 PSQI 评价的入睡时间、睡眠效率和日间功能障碍等条目，与生理和社会关系领域的生存质量呈负相关；主观睡眠质量、入睡时间和睡眠障碍等条目，与心理和环境领域的生存质量呈负相关。综上，与主成分分析相比，典则相关分析在量化两组变量线性组合的相关关系方面，具备一定应用优势。

第三节 生存质量评价的应用

随人群疾病谱和医学模式观念的转变，以及公共卫生防控与医疗体制机制的变革，生存质量评价依据不同的目的，或从不同的角度，可归纳为以下六个方面的应用，即人群健康状况评定与健康影响因素的探讨、药物和治疗方案的评价与选择、临床预后及其影响因素分析、预防性干预及保健措施的效果评价、卫生资源配置与利用的决策，以及促进医患沟通和个体化治疗。

一、人群健康状况评定与健康影响因素的探讨

普适性生存质量量表往往用于客观测评有着不同特征（如不同性别、不同文化程度、不同经济水平等）的人群的综合健康状况，其所计算的生存质量评分可作为一种综合社会经济和医疗水平的指标，还可用于比较不同国家和地区、不同民族的生存质量与卫生发展水平。许多普适性的量表，如 SF-36、EQ-5D-3L/EQ-5D-5L、WHOQOL 等量表主要用于一般人群的生存质量评价。在国内，梁兆晖等（2009）采用 SF-36 量表，分别在广东广州和贵州黔西南布依族苗族自治州两地调查 60 岁及以上老年人的生存质量状况。结果显示，广州地区分年龄、分性别的老年人群的生存质量均高于黔西南布依族苗族自治州。国内外的多项研究利用 EQ-5D-3L 量表测量一般人群的生存质量，涵盖行动能力、自我照料能力、日常活动能力、疼痛/不适、焦虑/抑郁 5 个维度。周挺等（2016）在基于 EQ-5D-3L 量表的中国一般人群生存质量调查研究的文献综述中，以样本量为权重，计算中国一般人群在全年龄段和老年人群中的加权健康效用均值，并与国外一般人群做比较。该研究发现，中国普通居民的生存质量在国际上处于较高水平。综上，生存质量可作为健康状况和生活水平的一个综合指标。此外，生存质量的不断提高已成为医学领域和社会发展的期望目标之一。

除了对一般人群适用外，生存质量评价还适用于某些特殊人群的健康状况与影响因素分析。例如，黄天雯等（2008）采用 WHO-QOL-BREF 量表调查 400 名广州市的育龄妇女，该量表涵盖生理、心理、社会关系及环境 4 个领域。其研究发现，广州市育龄妇女生存质量的影响因素包括年龄、工作状态、家庭人均月收入、居住于广州时间和健康状况。徐秀娟等（2021）采用药物成瘾者生存质量评定量表（QOL-DA）调查永济市 625 名强制戒毒人员，发现戒毒次数、患有吸毒相关疾病、戒毒持续时间和首次戒毒年龄等可影

响该人群的生存质量。杨俊等（2022）采用 WHO 艾滋病生存质量简表（WHOQOL-HIV BREF）评估河南省农村地区 HIV/AIDS 患者的生存质量，并发现 HIV/AIDS 患者生存质量的影响因素主要是年龄大于 50 岁、无配偶、无稳定收入，以及经血液传播染病。探讨生存质量的影响因素，将有助于寻找疾病预防和治疗的重点，从而提升人群的整体健康水平。

值得指出的是，在利用普适性生存质量表评价特定疾病患者的生存质量时，易受各种因素影响，此时普适性生存质量量表的测量准确度可能会下降。此外，因普适性生存质量量表不考虑特定疾病患者的临床特性，故有可能遗漏某些具有重要临床意义的生存质量信息。因此，对患者的生存质量测量常常需要利用特异性量表来弥补上述缺陷。近年来，癌症及慢性病患者的生存质量研究众多，国内外学者相继开发了一系列疾病专用量表，以此反映相应疾病患者的全身状况、心理感受和社会适应能力。以 EORTC QLQ-C30 量表为例，Nolte 等（2019）从 11 个欧盟国家、俄罗斯、土耳其、加拿大和美国的一般人群中收集了 EORTC QLQ-C30 量表的调查数据，并计算了上述 15 个国家的生存质量标准分数，以更好地解读从癌症人群中获取的生存质量资料。在国内，万崇华等（2005）通过对 EORTC QLQ-C30 量表进行翻译、回译及文化调适，制订了中文版 EORTC QLQ-C30 量表，并在恶性肿瘤患者中开展了关于中文版 EORTC QLQ-C30 量表的评价，发现该量表具有较好的信度、效度和反应度。癌症治疗功能评价系统（functional assessment of cancer therapy，FACT）量表的开发和推广应用，是疾病专用量表研发与应用的另一典型例子。美国芝加哥 Rush-Presbyterian-St. Luke 医学中心（1995）研制了 FACT 量表，该量表由一般表 FACT-G（用于对患者生存质量的共性部分做评价）和一些特定癌症的子量表构成。其中，FACT-G 分为躯体状况、社会/家庭状况、与医生的关系、情感状况和功能状况 5 个领域。张丽丽等（2022）采用 FACT-G 量表测量国内恶性肿瘤患者的生存质量，发现该量表在肿瘤患者群体中的适用性较高。另一个典型的疾病专用量表是糖尿病生存质量量表（DQOL）。1988 年，糖尿病控制和并发症实验研究组首次编制了 DQOL 量表，并对其信度和效度进行了评价。丁元林等（2000）根据我国国情修订了 DQOL 量表，并利用 212 名 2 型糖尿病患者的调查数据，系统评价了量表的信度和效度，为国内糖尿病专用生存质量量表的推广应用提供了参考。

二、药物和治疗方案的评价与选择

在临床医学领域，结合患者临床症状和实验室检测指标等信息，生存质量评价常常可为临床药物与治疗方案的评估和选择提供科学依据。在选择治疗方案时，融入生存质量指标，可以充分考虑患者的主观体验，从多维度来比较各方案的优劣及短/长期效应，为疾病的治疗提供新的证据或思路。

当前，基于生存质量评价开展的临床药物和治疗方案评估主要针对慢性病患者和癌症患者。结合特定生存质量量表的疾病治疗策略研究，不仅拓展了治疗方案的临床证据范畴，而且有助于临床工作者探索最佳实践方式。例如，Raimondi 等（2020）基于 Valentino 试验[①]的数据进行了疾病治疗策略研究。该研究使用了一系列量表，包括 EORTC QLQ-C30、EORTC 大肠癌特异生存质量量表（QLQ-CR29）及 EQ-5D 量表，来评估未经治疗的 RAS 野生型转移性大肠癌（mCRC）患者在下述两种不同治疗方案下的总体生存质量：试验组患者使用帕尼单抗，联合奥沙利铂诱导治疗 4 个月，随后减药为帕尼单抗，并以单药维持治疗；对照组则使用帕尼单抗，联合 5 - 氟尿嘧啶和甲酰四氢叶酸进行治疗。研究表明，在 RAS 野生型 mCRC 患者中，用含奥沙利铂的联合诱导治疗会导致其短暂的生存质量恶化，接受治疗的患者可表现出疲劳、恶心呕吐、食欲不

---

① 一项多中心、随机、非盲法、开放标签 II 期试验。

振、脱发、疼痛等症状或体征。此外，在 4 个月的诱导期结束后，帕尼单抗的单药维持治疗可促进患者总体生存质量的恢复，而且接受单药维持治疗的试验组的生存质量水平优于对照组，提示单药维持治疗方案有一定的临床意义。

第二个案例同样采用了生存质量评价来辅助判断治疗方案的优劣性。Miura 等（2020）在日本的一项前瞻性、多中心研究中，对 733 名年龄在 70 岁以上（含 70 岁）的房室颤动患者进行了 1 年的随访研究，先后完成了房室颤动特异生存质量评估量表（AFEQT）的基线和一年随访期的调查。研究首先探明了这群患者的并发症及并发不良事件（如中风、出血、全因死亡等）的情况；其次，针对上述不良健康结局，结合 AFEQT 评分，进一步评估在节律控制策略中，导管消融治疗与抗心律失常药物治疗两种方案对老年房室颤动患者生存质量改善的作用。结果显示，经过 1 年的治疗，患者的 AFEQT 评分在两种方案下均有所提高（$P < 0.05$）。但是，在控制混杂因素后，导管消融治疗组的生存质量提高有临床意义（分数变化≥5）；而抗心律失常药物治疗组的生存质量改善则没有临床意义。该研究通过科学的生存质量评价，定量阐明了导管消融治疗方案对治疗房室颤动患者的优越性。

又如，Mark 等（2022）比较了侵入性和保守性治疗对慢性冠状动脉疾病合并局部缺血患者生存质量的影响作用，为选择适合的治疗方案提供了证据。该研究随机抽取了 1819 名患者，分别在基线、3 个月、12 个月、24 个月和 36 个月进行结构化访谈并完成量表调查，进而测算了这群患者的生存质量评分。研究所使用量表包括西雅图 19 项心绞痛量表（SAQ）、EQ-5D、患者健康问卷抑郁量表（PHQ-8）、杜克活动状况指数量表（Duke activity status index, DASI）等。研究显示，对于基线心绞痛频发的患者，经侵入性治疗后的症状、身体功能和心理健康等较保守治疗组有所改善；基线心肌梗死少发/不发的患者，其生存质量不受治疗方案的影响。该研究通过引入生存质量评分，定量评价了治疗方案对不同基线患者的治疗效果，有利于临床治疗方案的个体化循证决策。

再如，Chen 等（2017）针对局限性前列腺癌患者开展了一项前瞻性队列研究，比较接受根治性前列腺切除术、体外放射治疗、近距离放射治疗的患者，与接受积极健康监测的患者从基线到治疗后 2 年的生存质量变化。该研究使用的量表工具是前列腺癌症状指数量表，该量表从 4 个维度（包括尿梗阻及刺激、尿失禁、性功能障碍及排便问题）来评价此类癌症患者的生存质量。研究结果发现，与接受积极健康监测的患者相比，三种治疗方案的患者在术后 3 个月均出现了性功能障碍，生存质量受到损害。此外，尿失禁的加重与根治性前列腺切除术、急性尿路梗阻恶化及体外放射治疗均有关联，提示三种治疗方案影响了患者的生存质量。该研究认为，以患者为中心的个性化治疗策略仍有待研究，而生存质量评价在其中则扮演了十分重要的角色。

从上面的案例可看出，对慢性病和癌症患者的生存质量评价，将有助于确定最佳的临床治疗策略和个性化治疗方案。

三、临床预后及其影响因素分析

生存质量作为一个反映健康生活水平的综合指标，可体现个体对其生活各方面的主观体验，相对于临床指标，更能说明个体所处的总体健康状态。所以，生存质量评价已成为衡量和评估患者临床预后，分析其有关影响因素的重要工具。

国内外学者应用普适性或疾病特异性量表，探讨了多种疾病的预后及其影响因素，为临床上采取合理有效的干预措施提供了科学依据，也为整体改善患者的预后提供了新思路。在 PubMed（截至 2022 年 8 月）中，以 "quality of life [Title/Abstract]" AND "clinical prognosis [Title/Abstract]" OR "factors [Title/Abstract]" 为关键词检索近五年的英文文献，共有 1046 条记录。一直以来，多数研究聚焦癌症患者和慢性病（如心脑血管疾病、慢性阻塞性肺疾病等）患者，近两年则增加了不少对新冠肺炎（COVID－19）患者治疗和住院的预后相关研究。在中国知网（CNKI）（截至 2022 年 8 月），以"生存质量 + 影响因素"为主题词检索近 5 年的文献，显示 747 条记录。与国外研究类似，国内文献多数聚焦癌症患者的生存质量研究，但也有对特殊人群（如老年人、吸毒者和医务工作者等）的生存质量研究。下文将以 3 篇文献为例，阐明生存质量评价在临床预后分析中的应用。

Zamel 等（2021）对比了 120 例乳腺癌和结肠癌患者在第一个化疗周期（first-cycle，FC）前后的生存质量、身心功能和临床症状，探讨如何改善癌症患者的护理工作。该研究分别在患者化疗 FC 的前后，采用 EORTC QLQ-C30 量表测量其生存质量。结果显示，FC 化疗前后，乳腺癌和结肠癌患者的生存质量、身心功能及临床症状均有变化，且差异有统计学意义。与 FC 化疗前相比，化疗后患者的身体功能、角色功能、情绪功能、认知功能和社会功能等均有所下降，与癌症相关的临床症状较重，总体生存质量下降。该研究阐明了以患者为中心，制订可缓解化疗不利影响的治疗护理方案的重要性。此外，在临床预后分析中，应定期对接受化疗的癌症患者的生存质量进行评估，以为患者整体生存质量的提高提供循证依据。

Qu 等（2020）做了一项多中心随访研究，评估 COVID-19 患者出院后的生存质量及其影响因素。该研究团队从安徽省和湖北省新冠肺炎定点医院招募了 540 名符合出院标准的患者，并于出院 3 个月后进行一次随访，使用 SF-36 量表评估研究对象的生存质量，同时收集研究对象的躯体症状信息（包括疲劳、咳嗽、呼吸急促、关节疼痛、腹泻等）。研究结果显示，COVID-19 患者出院后躯体症状普遍存在，在出院 3 个月后，其生存质量仍未恢复。研究发现，患者的年龄、性别和出院后躯体症状可影响其生存质量。特别是年长者（>60 岁）、女性、出院后仍有躯体症状的患者，其生存质量往往较差。这一发现指明了 COVID-19 患者的临床预后服务与干预的侧重点。

李周华等（2021）对合并肌肉减少症的肺癌患者的生存质量进行了危险因素分析，并探讨了相关的临床预后情况。该研究根据诊断标准，将 87 例肺癌患者分为肌肉减少症组和无肌肉减少症组，采用 EORTC QLQ-C30 量表测量患者的生存质量；同时，以医院焦虑抑郁量表（HADS）评价患者的情绪状况，以营养风险筛查量表（NRS2002）评价患者的营养不良风险。结果显示，肺癌患者病程及吸烟史越长、NRS2002 评分越高、BMI 越低，其肌肉减少症发生的风险越高。此外，合并肌肉减少症患者的躯体功能、角色功能、情感功能、社会功能均低于普通肺癌患者，这提示了肌肉减少症患者的生存质量较差。研究发现，肌肉减少症的发生与肺癌患者较差的生存质量，以及其焦虑、抑郁症状等不良临床预后相关，这为整体改善肺癌患者生存质量及其心理状况等临床预后提供了新思路。

四、预防性干预及保健措施的效果评价

预防性干预及保健措施是指在某种疾病或现象发生前，有目的、有计划地对一般人群采取相关措施，从而避免或减轻不良健康后果的一种干预及保健方式。随着预防医学和初级卫生保健的发展，人们对预防性干预措施的效果评价日益重视。在实际工作中，预防性干预及保健措施效果评价可采用生存质量这一高度概括的指标，在受干预人群中进行抽样调查。为得到稳定的评价结果，调查的样本数需要根据样本量估算公式进行合理推算。对预防性干预及保健措施的效果评价，与前述"人群健康状况评定"非常类似，只是生存质量指标在"人群健康状况评定"中，只需单次横断面测定即可。而在这里，必须进行干预前后的生存质量对比，才能对预防性干预及保健措施进行评价。因此，在时间纵向维度上，需进行至少两次的生存质量评价。但人群健康状况评定和预防性干预及保健措施效果评价也不是完全分开的，如果有必要的话，可通过事

先周密的研究设计，同时达到这两个目的。

张凌芳等（2022）通过比较价值取向综合干预前后的老年抑郁症患者生存质量评分的变化，发现综合干预措施能帮助老年抑郁症患者正确应对抑郁情绪，显著提高其生存质量。该研究将某医院收治的86例老年抑郁症患者分为干预组和对照组，对照组根据病情接受常规药物治疗，干预组在常规治疗的基础上每周接受一次价值取向综合干预。综合干预的内容包括一般性心理干预、认知干预、正念治疗和价值取向治疗。研究采用WHOQOL-BREF量表，分别在干预前和干预3个月后对患者的生存质量进行评估，评估内容涵盖总体生存质量，以及生理功能、心理功能、环境领域和社会关系4个领域。结果显示，干预组在接受干预后，其总体生存质量及各领域生存质量评分均高于干预前和对照组，且差异有统计学意义，对照组患者评分则无明显变化。

高莹等（2021）针对中老年慢性阻塞性肺疾病（COPD）患者，开展了综合干预措施的效果评价研究，以某社区卫生服务中心收治的200例COPD患者为研究对象，将研究对象随机分为对照组和干预组。对对照组给予常规管理，对干预组在常规管理基础上实行综合干预措施，两组均护理6个月。研究采用COPD生存质量量表评估患者的生存质量，评分越低，表示生存质量越高。结果显示，干预前，两组患者的生存质量评分无统计学差异；干预后，两组患者的生存质量均较干预前明显降低，干预组得分明显低于对照组，差异有统计学意义。研究提示，给予COPD患者社区综合干预措施，能提高患者的生存质量。

唐心悦等（2021）系统评价了不同干预方法对恶性肿瘤患儿生存质量的改善效果。该研究通过检索Web of Science、PubMed、中国知网等多个数据库，最终纳入14篇文献，涉及6种干预方法。其Meta分析结果显示，以家庭为中心的护理、延续护理、责任制整体护理、心理治疗均能提高恶性肿瘤患儿的生存质量。其中，前3种干预方法对生存质量总评分的改善有积极贡献，后3种干预方法主要是对生存质量在心理社会维度上的改善有帮助。预警反馈干预和身心综合训练干预对提高患儿整体生存质量的作用不明显，但对患儿的情绪管理和运动能力有积极影响。结果提示应根据恶性肿瘤患儿年龄、疾病阶段等关键因素，为患儿制订个体化的精准干预和保健方案，从而有效提升其生存质量。

从上面的案例可看出，生存质量评价在预防性干预及保健措施的效果评价中，应用前景仍十分可观，应引起公共卫生和临床医学研究者的足够重视。

五、卫生资源配置与利用的决策

在卫生资源配置与利用的决策分析中，主要任务是选择投资重点，合理分配与利用卫生资源，产生尽可能大的收益。在卫生经济学中，成本－效果分析及成本－效用分析是配置卫生资源的重要依据。传统的成本－效果分析所采用的效果指标往往比较片面，如生存年数、死亡率、患病率等，不能综合反映医疗卫生服务供给对人群健康的影响。随着成本－效用分析的发展与生存质量研究的深入，质量调整生命年（QALY）的应用为卫生决策提供了更全面且有效的参考依据。QALY 是综合考虑生命年数和生存质量两个尺度的评价指标，其计算方法十分直观，详见本书第二章第三节。通过计算并比较成本费用与 QALYs 的比值（即成本费用/QALYs）大小，我们可将有限的医疗卫生资源投入到那些能更好延长寿命，同时能明显改善健康的卫生健康措施或行动实施方案。例如，吕鹏等（2019）就三种治疗策略对预防非瓣膜性房颤患者的卒中风险进行了成本－效用分析。研究发现，与调整剂量的华法林相比，左心耳封堵术的增量成本－效用比约为 179 万元/QALYs，新型口服抗凝药物治疗的增量成本－效用比则超过 210 万元/QALYs。基于此成本－效用分析结果，从全社会的角度出发，当意愿支付阈值（即每多获得一个 QALY 所愿意支付的货币金额，通常估计为国内人均

GDP 的 1～3 倍）为 15 万元/QALYs 时，与调整剂量的华法林相比，左心耳封堵术和新型口服抗凝药物的治疗策略均不具有较优的成本 - 效用价值。上述研究结果不仅为我国医疗保障政策制定、卫生资源配置、卫生资源利用等提供了客观依据，也充分显示了生存质量评价对卫生资源配置与利用的循证决策的积极作用。

六、促进医患沟通和个体化治疗

医护人员在繁忙的诊治工作中，容易依赖临床客观指标而忽略患者的主观感受，导致医患之间沟通不足或沟通不当，甚至酿成悲剧。因此，医护人员应更积极关注患者的生存质量评价，对患者开展生存质量测量与定期评估，及时了解患者的主观感受，探究影响患者生存质量的主要因素，循证开展个体化的临床治疗、精准的心理干预与护理保健。通过这些努力，医患沟通有望得以促进，医患关系的紧张也有望得到缓解。而良好的医患关系又能反作用于患者的生存质量，改善患者对其身心健康状况的评价。例如 Weeger Sebastian 和 Farin Erik（2017）针对接受住院康复治疗的慢性缺血性心脏病患者，深入研究医患关系对其健康相关生存质量的影响作用。研究采用 SF-12 量表和 MacNew 心脏疾病量表测量患者的健康相关生存质量，并采用感知参与护理量表（perceived involvement in care scales，PICS）、医师信任量表（trust in the physician，TIP）、患者满意度量表（patient satisfaction，PHYSAT）和医生交流行为问卷（KOVA）等量表工具，进一步调查了患者对治疗期间医患关系的主观评价。通过混杂因素调整、分层回归分析、最小临床意义变化值分析等方法，研究发现医患关系是接受住院康复治疗的患者生存质量改善的重要预测因素。因此，康复医生应在情感上支持和鼓励患者，并与患者进行有效、开放的沟通，从而提高患者的生存质量。

第四节　生存质量评价的展望

一、相关研究组织的贡献

国际生活质量研究学会（ISOQOL）是在世界卫生组织注册的跨学科协会，在 1994 年于比利时成立，是生存质量领域高质量期刊 *Quality of Life Research Journal* 和 *Journal of Patient-Reported Outcomes* 的主办方。ISOQOL 是一个非营利性的学术组织，其使命是在学术研究、医疗护理和政策决策中推进生存质量的科学研究，并促进以患者为中心的结果研究（patient-centered outcomes，PCOs）。ISOQOL 的核心价值观是创造一个不一样的未来，患者的意见将会是健康研究、医疗照护和政策制定中不可或缺的一部分。ISOQOL 的会员涵盖全球的研究人员、临床医生、卫生保健专业人员，以及其他行业的专业人员、顾问等。ISOQOL 鼓励在北美和西欧以外的国家和地区建立分会，以促进生存质量研究在不同国家和地区的发展，以及国际的交流合作。

ISOQOL 定期举办年会及研讨会。2021 年第 28 届国际生活质量研究学会年会主题为"做出有效的决定：从患者报告的结果中学习"。年会围绕学会核心价值观探讨了患者报告结局（patient-reported outcomes，PROs）在以患者为中心的医疗照护中的应用，PROs 在验证政府决策效果中的应用，以及 PROs 在学习型健康医疗系统（learning healthcare systems，LHS）中的重要性等前沿课题。2022 年年会主题为"重新定义边界：在以患者为中心的结果研究中开辟新领域"，讨论议题包括在全生命周期中，如何开展健康相关生存质量的测量，以及测量所遇到的挑战；在临床实践中实施 PROs 的经验和教训；不同利益相关方对目前现状和未来发展方向的想法。在举办年会的同时，ISOQOL 还常常开设培训班，2022 年培训课程为"关于生存质量和患者报告结局的介绍"，帮助对生存质量研究领域感兴趣的人们获得更多基础知识，比如了解生存质量评价的基本概念等。

在国内，国际生活质量研究学会 - 亚洲华人分会（ISOQOL-ACC）是发展较早的组织。该分会于 2007 年成立，其使命目标是：①推进华人地区生存质量研究人员的合作、教育和成果共享；②鼓励讨论中华文化及语言对生存质量研究的影响及独特性；③促进华人地区生存质量研究人员与世界其他地区研究者的联系；④鼓励地区性的信息交流，如通过网站、新闻通讯、地区会议、培训班等方式加强信息交流。该分会的发起会员包括国内大陆的郝元涛、刘凤斌、黄文伟等，以及香港特别行政区和台湾地区的学者。此外，中国中医药信息学会生存质量研究分会也是生存质量研究领域的重要组织，其于 2016 年 7 月在内蒙古成立，宗旨是倡导积极健康理念，发展生存质量测评，推进本土实践应用。该分会依托（挂靠）单位为北京中医药大学，会长为朱燕波。国内还成立了中国健康促进基金会生存质量管理发展专项基金管理委员会、南京生存质量科学研究院等研究组织，极大地推动了国内生存质量研究的发展。可以预见，随着 ISOQOL-ACC 等学会的不断壮大与发展，国内关于生存质量的研究将会有更长足的进步和更广泛的应用。

二、对疾病负担领域的补充作用

生存质量权重与生存年数结合可用于计算质量调整生命年（QALY），QALY 常用于比较不同公共卫生干预措施对患者生存质量和生存年数的综合效用，是卫生经济学的成本 - 效用分析的主要指标之一。根据 EQ-5D、SF-36 等量表的综合评分，利用数学转换函数①,可计算伤残权重参数,进而测算伤残损失生命年数。以此得出的伤残调整生命年则常用于各种非致死性健康结局(包括各种伤残状态)及早死所致健康损害的综合评价。可见,生存质量评价对疾病负担领域的发展也起到了一定的补充作用。

第五节 本 章 小 结

与健康有关的生存质量是在不同文化和价值体系中,各个个体对其自身目标、期望、标准以及所关心事物的生存状态体验,是由被测者自己评价的多维概念,并且具有一定的文化依赖性。

生存质量测量领域现处于蓬勃发展阶段,相关的理论和方法相对成熟。生存质量测量的基本理论包括经典测验理论、潜在特质理论和项目反应理论。根据研究目的和内容的差异,生存质量测量手段呈现多样化,不同测量方法各具特色。其中,标准化量表评价法为主流的测量方法。量表的编制要求做到标准化和规范化。量表研制主要有两种途径:一是利用已有量表研制中文版本的量表,二是独立开发全新的量表。后者在推广前需通过人群抽样调查数据,对量表进行验证和评价,科学评价包括可行性、信度、效度及反应度在内的量表测量学特性。另外,根据量表评分的数据类型和资料的变量分布情况,本章系统性梳理了有关统计分析模型,为读者开展生存质量的影响因素分析提供参考。

随着疾病谱、医学模式的转变及卫生健康体系变革,生存质量评价依据不同的目的、不同的角度,可归纳为6个方面的应用:人群健康状况评定与健康影响因素的探讨、药物和治疗方案的评价与选择、临床预后及其影响因素分析、预防性干预及保健措施的效果

---

① 如局部加权回归,详见 Maertens De Noordhout 和 Devleesschauwer 等的研究。

评价、卫生资源配置与利用的决策、医患沟通和个体化治疗的促进。在国际生活质量研究学会等相关研究组织的推动下，生存质量研究领域的发展将继续欣欣向荣，其实践与应用将不断丰富。

参考文献

［1］ BILLARD L，DIDAY E. Regression Analysis for interval-valued data ［M］. Berlin，Heidelberg：Springer Berlin Heidelberg，2000：369 – 374.

［2］ CHEN R C，BASAK R，MEYER A，et al. Association between choice of radical prostatectomy，external beam radiotherapy，brachytherapy，or active surveillance and patient-reported quality of life among men with localized prostate cancer ［J］. The Journal of the American medical association，2017，317（11）：1141 – 1150.

［3］ KAUFMAN P A，TOI M，NEVEN P，et al. Health-related quality of life in MONARCH 2：Abemaciclib plus fulvestrant in women with HR + /HER2 – advanced breast cancer who had progressed while receiving endocrine therapy ［J］. The Oncologist，2020，25（2）：e243 – e251.

［4］ MAERTENS DE NOORDHOUT C，DEVLEESSCHAUWER B，GIELENS L，et al. Mapping EQ-5D utilities to GBD 2010 and GBD 2013 disability weights：Results of two pilot studies in Belgium ［J］. Archives of public health，2017，75：6.

［5］ MARK D B，SPERTUS J A，BIGELOW R，et al. Comprehensive quality-of-life outcomes with invasive versus conservative ［J］. Circulation，2022，145（17）：1294 – 1307.

［6］ MEHL-MADRONA L，MCFARLANE P，MAINGUY B. Effects of a life story interview on the physician-patient relationship with chronic pain patients in a primary care setting [J]. Journal of alternative and complementary medicine (New York, N. Y.), 2021, 27 (8): 688 – 696.

[7] MIURA K, IKEMURA N, KIMURA T, et al. Treatment strategies and subsequent changes in the patient-reported quality-of-life among elderly patients with atrial fibrillation [J]. American heart journal, 2020, 222: 83 – 92.

[8] NOLTE S, LIEGL G, PETERSEN M A, et al. General population normative data for the EORTC QLQ-C30 health-related quality of life questionnaire based on 15386 persons across 13 European countries, Canada and the Unites States [J]. European journal of cancer, 2019, 107: 153 – 163.

[9] QU G, ZHEN Q, WANG W, et al. Health-related quality of life of COVID-19 patients after discharge: a multicenter follow-up study [J]. Journal of clinical nursing, 2021, 30 (11 – 12): 1742 – 1750.

[10] RAIMONDI A, DI MAIO M, MORANO F, et al. Health-related quality of life in patients with RAS wild-type metastatic colorectal cancer treated with panitumumab-based first-line treatment strategy: a pre-specified secondary analysis of the Valentino study [J]. European journal of cancer, 2020, 135: 230 – 239.

[11] SALOMON J A, HAAGSMA J A, DAVIS A, et al. Disability weights for the global burden of disease 2013 study [J]. The Lancet global health, 2015, 3 (11): e712 – e723.

[12] TERWEE C B, PRINSEN C A C, CHIAROTTO A, et al. COSMIN methodology for evaluating the content validity of patient-reported outcome measures: A Delphi study [J]. Quality of life research: an international journal of quality of life aspects of treatment, care & rehabilitation, 2018, 27 (5): 1159 – 1170.

［13］ WEEGER S, FARIN E. The effect of the patient-physician rela-tionship on health-related quality of life after cardiac rehabilitation ［J］. Disability and rehabilitation, 2017, 39 (5)：468 – 476.

［14］ WEITZNER M A, MEYERS C A, GELKE C K, et al. The Functional assessment of cancer therapy (FACT) scale. develop-ment of a brain subscale and revalidation of the general version (FACT-G) in patients with primary brain tumors ［J］. Cancer, 1995, 75 (5)：1151 – 1161.

［15］ ZAMEL O N, INOCIAN E P, ALSHEHRY A S, et al. Quality of life among breast and colon cancer patients before and after first-cycle chemotherapy ［J］. Journal of holistic nursing：official journal of the American holistic nurses, 2021, 39 (2)：116 – 125.

［16］ 陈鹏, 王海江, 朱琳, 等. 胃肠道癌患者生命质量影响因素初探 ［J］. 癌症, 2007 (10)：1116 – 1121.

［17］ 丁元林, 倪宗瓒, 张菊英, 等. 修订的糖尿病生命质量量表 (A-DQOL) 信度与效度初探 ［J］. 中国慢性病预防与控制, 2000 (4)：160 – 161.

［18］ 方积乾. 生存质量测定方法及应用 ［M］. 北京：北京医科大学、中国协和医科大学联合出版社, 2000.

［19］ 冯石献, 常亮, 周刚, 等. 癫痫患者生存质量影响因素的 Probit 模型分析 ［J］. 中国卫生统计, 2013, 30 (6)：879 – 881.

［20］ 付文宁, 柴云, 刘冰. 鄂西北地区老年人健康自评及其影响因素的有序 Logistic 回归分析 ［J］. 中国老年学杂志, 2015, 35 (20)：5922 – 5925.

［21］ 高莹, 甘静雯, 王淑贤, 等. 社区综合干预措施对慢性阻塞性肺疾病患者生活质量的影响 ［J］. 慢性病学杂志, 2021, 22 (1)：144 – 146.

［22］ 郭艳, 周丹, 李小杉, 等. 江苏省居民生活质量主成分回归分析 ［J］. 江苏卫生事业管理, 2016, 27 (1)：146 – 148.

[23] 郭月玲，李春波．分位数回归理论及其应用［J］.吉首大学学报（自然科学版），2014，35（5）：26－28.

[24] 侯富壤，杨洋，余双彬，等．成都市流动人口生命质量两领域影响因素分析比较研究［J］.现代预防医学，2020，47（9）：1621－1624.

[25] 黄天雯，梁玉莲，洪小娟，等．广州市郊两区育龄妇女生存质量及其影响因素的调查［J］.中华现代护理杂志，2008（31）：3251－3254.

[26] 李周华，季爽，胡先纬，等．肺癌患者并发肌肉减少症的危险因素分析及其与临床预后的相关性探讨［J］.中国全科医学，2021，24（26）：3310－3315.

[27] 梁兆晖，郝元涛，欧爱华，等．老年人群生存质量及相关影响因素初探［J］.实用预防医学，2009，16（4）：999－1002.

[28] 林艳华．社区老年人感知医患关系与健康相关生命质量关系的探讨［J］.中国社会医学杂志，2019，36（6）：619－621.

[29] 吕鹏，杨莉．左心耳封堵术、新型口服抗凝药物与华法林预防心房颤动患者卒中风险治疗的成本－效用分析［J］.中国药物经济学，2019，14（3）：15－23.

[30] 申旭波，刘方苇，熊世敏，等．基于WHOQOL-BREF量表的中老年男性生命质量现况分析［J］.现代预防医学，2018，45（6）：1118－1121.

[31] 唐心悦，莫霖，余璐，等．不同干预方法对恶性肿瘤患儿生存质量改善的Meta分析［J］.重庆医学，2021，50（23）：4091－4095.

[32] 万崇华．生命质量研究导论：测定评价提升［M］.北京：科学出版社，2016.

[33] 万崇华．常用生命质量测定量表简介［J］.中国行为医学科学，2000（1）：73－75.

[34] 万崇华，陈明清，张灿珍，等．癌症患者生命质量测定量表

EORTC QLQ-C30 中文版评介 ［J］. 实用肿瘤杂志，2005（4）：353 – 355.

［35］徐秀娟，王关锁，黄学杰，等. 强制戒毒人员生命质量现况及影响因素分析 ［J］. 预防医学情报杂志，2021，37（4）：545 – 552.

［36］徐艳敏，钟宝亮，朱军红，等. 美沙酮维持治疗海洛因依赖患者睡眠质量与生命质量关系的典则相关分析 ［J］. 中华脑科疾病与康复杂志（电子版），2013，3（5）：298 – 302.

［37］杨俊，李鹏宇，金艳涛，等. 河南省农村地区 HIV/AIDS 患者生存质量及影响因素研究 ［J］. 中国全科医学，2022，25（21）：2646 – 2650.

［38］张静，孙仙，张文玲，等. 基于分位数回归模型的 2 型糖尿病住院患者生命质量影响因素分析 ［J］. 中华疾病控制杂志，2020，24（2）：183 – 188.

［39］张蕾. 国际生活质量研究协会简介 ［J］. 国外社会科学，2005（3）：66 – 68.

［40］张丽丽，韩明强，崔占斌，等. 中文版 FACT-G 量表在肿瘤患者生命质量评价中的适用性研究 ［J］. 中国卫生统计，2022，39（2）：243 – 245.

［41］张凌芳，古玮娜，郭正军，等. 价值取向综合干预对老年抑郁症患者生活质量及主观幸福感的影响 ［J］. 新乡医学院学报，2022，39（7）：631 – 636.

［42］张敏强，王宣承. 异方差条件下两种回归方法的比较 ［J］. 统计与决策，2011（12）：9 – 12.

［43］周挺，官海静，刘国恩，等. 中国普通人群生命质量系统综述 ［J］. 中国卫生事业管理，2016，33（8）：621 – 623.

［44］祝欢，高博，彭嘉怡，等. 成都市丧偶老年人社会资本状况及其对生命质量的影响 ［J］. 中国健康教育，2022，38（7）：583 – 588.

第六章　疾病负担研究的常用统计方法

第一节　概　　述

　　疾病负担的测算往往涉及多维度、多结局的综合性测量，需要针对具体测量指标建立或整合统计方法。本章主要涉及两类统计方法，分别是疾病的健康负担测量方法与经济负担测量方法。健康负担测量，主要评价疾病及其有关危险因素所带来的人群健康危害。第三章和第四章已分别介绍当前全球疾病负担研究的测量指标体系及健康期望寿命的测量指标体系，具体围绕早死损失生命年、伤残损失生命年、期望寿命、健康期望寿命等指标进行了测算思路和应用的详细介绍。本章将从定性和定量研究方法两个角度出发，系统整理疾病负担研究常用的统计方法和分析手段。经济负担测量，主要评价疾病所带来的群体性经济费用负担，虽仍以传统的疾病医疗卫生费用指标为主，但涉及的统计方法和理论框架在近年亦得到了拓展。本章也将进一步对经济负担测量的有关统计方法做系统性整理，为读者提供实用统计方法和分析工具的参考。

第二节　健康负担测量的有关方法

一、定性方法

健康负担测量经典的定性方法就是文献综述方法，其也是开展系统性定量研究的重要基础方法。文献综述是一种古老而又具有生命力的研究方法，因为没有任何一项科学研究是不需要查阅文献的。在采用文献综述方法进行科学研究与梳理的过程中，研究人员需要避免文献来源单一、文献收集不足、根据个人喜好收集文献、遗漏重要文献资料、避重就轻地突出某项研究的意义和价值、机械地罗列文献而缺乏实质内容等问题。文献综述的主要步骤有五项，涵盖十四个关键要素（研究起因、研究目的、研究设计、理论假设、推测构念、研究方式、文献框定、文献搜索、预期结果、文献评估、分析思路、分析技术、结果呈现、成果凝练）。本书对文献综述的步骤进一步简述如下。

1. 选择研究课题

疾病负担研究的课题往往来自实际的政策分析需求。因此，研究的起因和课题的选择需要紧密围绕社会热点和重要的公共卫生问题与事件。比如，如何客观评价并量化老年人群等重点人群的病因及疾病负担？在新发突发传染病疫情肆虐期间，如何准确评价传染病引起的人群疾病负担？如何量化各类公共卫生干预措施对疾病负担控制的成效？围绕以上种种议题，需要缜密思考，初步确定一些检索名词和关键词。另外，基于领域经验和主观判断，研究者可初步敲定其感兴趣的研究设计与研究方式，预设一定的理论假设，预先推测相关构念。

2. 确定搜索范围

在第一步的基础上，进一步确定搜索的文献数量及涵盖的时间范围、地理区域、人群范围、疾病种类等。特别是，检索人应该基于其理论素养、学术素养与研究素养进行评估与甄选，得到权威、有含金量的理论文献、科技论文、重要新闻报道、关键政府通告等。需要注意的是，为避免选择的偏倚，检索人在检索的时候不应该局限于某单一关键词，应尝试组合多种近似关键词，形成多种检索策略。此外，不应该局限于某单一文献类型，可综合考虑学术期刊、学位论文、会议论文、官媒报刊等。这个过程又称为文献框定过程。

3. 确定搜索文献的数据库

为搜索与研究课题最相符的文献资料，应使用综合全面的数据库来获取与研究课题相关的所有文献。常用的中文文献数据库包括中国知网（CNKI）、中文科技期刊数据库/维普数据库（VIP）、万方数据知识服务平台（wanfang data）、中国科学引文数据库（CSCD）、全国中西日俄文期刊联合目录数据库、中国生物医学文献数据库（CBM）等。常用的外文文献数据库包括 Web of Science（http://www.webofknowledge.com/）、PubMed（http://www.ncbi.nlm.nih.gov/PubMed/）、MEDLINE（http://medline.cos.com/）、Sciencedirect（http://www.sciencedirect.com/）、EMBASE（http://www.embase.com/）、Wiley InterScience（http://www.interscience.wiley.com/）、美国 IEEE（http://www.ieee.org/）、美国 EBSCO（http://ejournals.ebsco.com/）、ProQuest 博士论文全文数据库（http://proquest.umi.com/）、Kluwer（http://www.springerlink.com/）等。

4. 不断搜索并记录

通过分类叙述与批判现有研究理论观点形成"夹述夹议"的研究成果。特别是，在浏览文献时，应先阅读文献摘要，看其是否与检索人的研究主题相关或对开展后续研究有帮助，及时做好记录。然后，使用索引去看该文献引用的资料，不断扩充文献库。最后，选择与研究课题相关度最高的文献，记下其引用文献，以备日后使用。推荐使用专业文献管理软件开展各类文献的系统化和精细化管理，关于具体软件在此不详述，请读者自行查阅。

5. 精读文献，思考评估

阅读所有相关文献，思考文献内容与研究课题的相关度。精读被列为相关度最高的文献资料，记录其研究方法、研究重点、分析思路、分析技术等细节，同时注意研究结果是否完整、产出结果有何缺陷等，对不同文献的优劣进行系统性梳理和记录，勤加思考，凝练成果。

二、定量方法

健康负担测量领域关注的焦点之一是针对不同危险因素进行风险评估，关键定量方法包括比较风险评价（comparative risk assessment，CRA）和 Meta 回归分析。在可获得人群暴露信息、人口学资料及人群危险因素等流行病学资料的前提下，开展基于人群暴露特征和流行病学资料的健康风险分析，有利于决策者确定不同危险因素的治理优先次序，以有限资源来实现健康风险因素的防控，以实现最大程度的人群健康安全保障。下面将以当前最受重视的大气污染人群健康风险评估为例，进一步介绍健康风险因素分析的总体思路和方法。

根据《大气污染人群健康风险评估技术规范》要求，基于人

群特征资料的健康风险评估工作流程如图 6-2-1 所示。其中，
"暴露-反应"关系评价的关键环节为获取"暴露-反应"关系系
数（即模型 β 系数值，可换算为风险比或超额风险值），其主要来
源于人群流行病学研究。通过查阅公开发表的科技文献，以及国际
组织或权威机构的研究报告，可以获取所需大气污染物与人群健康
指标的"暴露-反应"关系系数。

　　需要说明的是，应根据研究评估目的，有针对性地选择慢性或
急性健康影响的"暴露-反应"关系系数；同时尽可能考虑地域
差别，优先选择所评估区域或类似地域范围内的流行病学研究
资料。

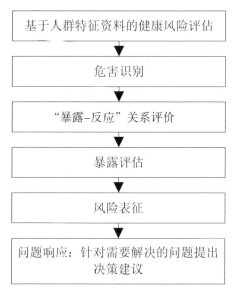

图 6-2-1　基于人群特征资料的健康风险评估工作流程

　　在未收集到"暴露-反应"关系系数的情况下，可开展随访
调查和健康监测，收集人群的大气污染物暴露数据、人群健康数据
及其他相关影响因素资料，由统计分析模型获得风险评估所需的
"暴露-反应"关系系数；其后，通过比较风险评价进行危险因素
的归因疾病负担测量。对大气污染的急性健康效应分析，可采用时

间序列建模或病例交叉条件 Logistics 回归分析等方法；对大气污染的慢性健康效应分析则可采用队列研究或横断面研究的相关统计建模方法，队列研究的统计建模多采用 Cox 比例风险回归模型，而横断面研究的统计建模则采用 Logistics 回归模型等广义线性模型（generalized linear model，GLM）。特别是，当同一健康效应已有多篇人群流行病学报道时，可引入 Meta 回归分析，综合该健康效应的既往流行病学证据。此外，在评估过程中，大气污染物暴露数据及人群健康数据之间的时空覆盖范围应保持一致。

（一）比较风险评价

比较风险评价（CRA）是出于风险识别和资源优化目的，对不同类型环境问题（如突发环境事件、持续大气污染等）的风险进行比较分析的一种方法，它可以从环境问题涉及的健康状态或疾病视角，确定环境健康风险的优先管控目标。比较风险评价的方法最早由美国环保署（EPA）提出。该方法允许在统一框架内评估风险因素，同时考虑不同风险因素的具体特征，评估风险因素的人群健康影响，是有机链接风险评价与风险管控优先级决策的一项重要政策分析工具。例如，2000 年全球疾病负担（global burden of disease，GBD）研究提出的 CRA 分析板块，便利用该方法系统评估了暴露于一个或一组危险因素的人群的健康结局的分布情况，从而估计了多种危险因素导致的人群健康负担。CRA 框架的特点如下：

（1）人群观察的暴露分布所造成的疾病负担，是与一个或一系列假设分布的疾病负担进行比较得到的，而不是与单一参考水平（如非暴露人群）进行比较得到的。

（2）该框架考虑了危险因素与疾病结局相互作用的因果网络中的多个阶段，从而既可对流行病学研究尚未开展的风险因素的多种组合进行因果统计推断，也可以研究包括多个风险因素的联合影响效应。

（3）危险因素归因的健康损失，本质上反映一定时间段内由该危险因素暴露所致的人群疾病负担。

（4）比较风险评价所采用的健康负担指标可以涵盖疾病早死和带病生存状态。因此，疾病和伤残负担的程度可被合理转化为定量指标。在估算过程中，健康负担指标也能充分考虑人口标化问题，因而定量指标可被用于不同地区、不同人群的死亡和伤残负担的直接比较。比较风险评价所采用的健康负担定量指标还可同时考虑病伤严重程度和持续时间，故能更真实地反映病伤负担程度。

CRA 的关键在于人群归因分值（population attributable fraction，PAF）的计算。PAF 是指总人群某疾病发病（或死亡）归因于某暴露危险因素的负担占总人群全部发病（或死亡）负担的百分比。该指标需要先定义一个人群理论暴露分布水平，即反事实分布（counterfactual distributions）。Christopher J. L. Murray 和 Alan Lopez 于 1999 年划定了四种反事实分布的情况并沿用至今，分别是：① 理论最小危险因素暴露分布，如烟草的零暴露分布；② 可能最小危险因素（plausible minimum risk）暴露分布，指可能出现在现实人群中的对整个人群危害最小的因素暴露分布水平，plausible 意指该分布是想象的、可能出现的一种分布；③ 可行最小危险因素（feasible minimum risk）暴露分布，指现在或曾经存在的人群中的最小危险因素暴露分布水平，对环境卫生的危险因素暴露研究可采用此定义；④ 最具成本效果的最小（cost-effective minimum risk）暴露分布水平，指在进行所有可行的干预后，人群可获得的最小危险因素暴露分布水平。

对于采用零暴露分布作为反事实分布的二分类暴露因素，其 *PAF* 计算公式为：

$$PAF = \frac{P(RR-1)}{P(RR-1)+1} \qquad (6-1)$$

式中，*P* 是人群暴露于某危险因素的暴露率，*RR* 为相对于未暴露人群发生某疾病事件（如发病、患病、死亡等）的相对危险度

（relative risk）。

对于采用离散型或连续型暴露分布作为反事实分布的 PAF，其计算公式如下。

①当人群暴露水平可划分为多个类别或等级时，每类人群有各自的相对危险度，此时的 PAF 计算公式为：

$$PAF = \frac{\sum_{i=1}^{n} P_i RR_i - \sum_{i=1}^{n} P'_i RR'_i}{\sum_{i=1}^{n_c} P_i RR_i} \qquad (6-2)$$

式中，n 为暴露水平的分类数或等级数，n_c 为反事实暴露的水平分类数或等级数，P_i 为人群中暴露于 i 水平危险因素的比例，RR_i 为 i 水平危险因素的相对危险度，P'_i 是在反事实分布中人群暴露于 i 水平危险因素的比例，RR'_i 是反事实暴露的相对危险度。

②当危险因素为连续型变量时，如环境中颗粒物的浓度或人体的血压等，PAF 的计算公式为：

$$PAF = \frac{\int_{x=0}^{m} RR(x)P(x) - \int_{x=0}^{m_c} RR'(x)P'(x)}{\int_{x=0}^{m} RR(x)P(x)} \qquad (6-3)$$

式中，m 为危险因素的最高水平，m_c 是反事实暴露的最高水平，$P(x)$ 是人群中暴露于 x 水平危险因素的比例，$RR(x)$ 是 x 水平危险因素的相对危险度，$P'(x)$ 是在反事实分布中人群暴露于 x 水平危险因素的比例，$RR'(x)$ 是反事实暴露的相对危险度。

对于多个危险因素的 PAF，采用联合暴露 PAF 公式计算：

$$PAF = 1 - \prod_{r=1}^{R} (1 - PAF_r) \qquad (6-4)$$

式中，r 为各个单独的危险因素，R 为多个危险因素的总个数，PAF_r 为人群暴露于危险因素 r 的归因分值。该计算公式假设各个危险因素是独立的，即不考虑危险因素间的中介、相关或效应修饰作用。

最后，危险因素的归因疾病负担计算公式如下：

$$AB(attributable\ disease\ burden) = PAF \times BOD(burden\ of\ disease)$$

$$(6-5)$$

综合而言，比较风险评价主要具有以下三方面意义。

（1）方法上，比较风险评价提供了系统性的方法体系。其针对不同类型危险因素综合地进行评价与排序，系统地衡量和比较不同的健康风险，是风险评估工作中一个重要的工具和一项必要的分析过程。完整的比较风险评价往往涉及前期的工作组确定、评估工作实施（包含研究边界的确定、数据收集、分析及评估结果可视化等环节），以及后期的环境风险管控优先级确定与卫生政策制定等阶段，涵盖环境风险评价、管理优先级识别与政策制定的整个复杂流程。同时，该方法融合了现有不同类型的健康风险评价技术与方法，在此基础上运用综合策略得到不同健康风险大小的排列顺序，以进行危险因素优先级确定与政策的制定，其整体工作流程体现了健康风险评价与风险管控工作的衔接和统一。

（2）从内容上，比较风险评价是基于不同的危险因素问题进行综合性和整体性风险评估的过程。首先，常规的健康风险研究往往着眼单一危险因素或单一风险类别，而比较风险评价可针对不同的危险因素问题，充分利用风险因素资料、人口学信息、流行病学报告等基础资料，进行多方面的风险评估。针对各个危险因素问题，从不同的风险效应结局出发，运用各风险效应结局的针对性评价标准对不同危险因素进行"摸底"，进而评估人群各健康结局在不同危险因素暴露下的健康负面效应。其次，比较风险评价可通过综合同一危险因素各方面的健康风险评价结果，识别出同一危险因素对不同健康效应结局的风险管理方向和管理重点。最后，出于识别不同危险因素风险大小的目的，按照一定准则进行健康风险综合排序，可以确定优先的危险因素管理类型。因此，比较风险评价可以从不同角度和层次对各危险因素的健康风险进行评估与研究，有助于更全面地认识和理解人群健康风险。

（3）从应用上，实现危险因素的风险优先管控是比较风险评价研究的最终目的。在 EPA 发表的《未完成的事业——环境问题的比较研究总结报告》中，EPA 针对不同环境问题进行风险评估与排序，就是想明确环境保护工作的优先干预管理重点，以实现有限资源的充分利用。从这个层面而言，比较风险评价具有社会体系与健康系统的宏观尺度实用性和政策意义。另外，基于实际环境政策和管理需求，开展比较风险评价，有利于促进对重点管控区域和不同类型环境问题的定向研究。总而言之，依托比较风险评价确定环境问题管理的优先次序，有利于持续实施环境健康干预，达成以风险控制为目标导向、解决实际环境优先管理诉求的效果。

作为一种有效的风险排序方法，比较风险评价可有效识别环境问题管理的优先次序，但其理论研究与实践项目集中在 20 世纪中末期，其方法已不能完全满足当代环境风险管理的需求。总体而言，比较风险评价现有研究存在的局限性与未来发展方向如下。

（1）相关理论研究不足。尽管美国等多个国家及地区已经开展比较风险评价研究，但已有研究多以实践项目为主，其评估模式与技术框架主要参照较早期的 EPA 评估指南，并需要依赖其他已完成项目所提供的流行病学信息；在技术方法层面，缺乏完全适用于本地的比较风险评价技术体系。考虑不同国家及地区环境情况与管理工作的差异性，各地比较风险评价研究的开展所采取的评估模式与技术框架也应体现一定差异性。此外，目前具有前瞻性视野的比较风险评价方法研究还非常欠缺。因此，下一步应该在已有理论基础的支撑之下，进行环境问题的优先管理识别技术指南和标准体系的构建，推进研究适用于不同区域的比较风险评价工作流程、评价标准及具体方法模型等，建立适合不同区域特点且具备科学性与可操作性的评估方法体系。

（2）成果的转化实施不足。已有比较风险评价研究多着重于获得不同环境问题的风险级别，但在实际环境风险因素的管控优先级调整和资源配置方面，其政策转化实施效果并不理想，其作为一项政策工具的作用未能充分展现。比较风险评价的结果不仅是环境风险管控优先级政策制定的重要依据，而且应被应用到实际环境治理工作。例如，结合成本效益等方法，研究各类环境问题在实际管理中的风险削减程度，用于提出新的或修正已有的风险优先管控策略，实现以运用最优资源配置来进行环境风险管控的应用价值。

（3）环境风险评价往往充满不确定性。考虑环境问题的复杂性、风险计算与外推方法的科学性，以及数据的合理性等问题，不确定性分析应该贯穿于比较风险评价的整个流程，而且研究人员应该对评估方法、数据及评估结果等方面的不确定性进行估计并加以说明。已有的大多数研究往往存在对方法的不确定性讨论不足、对结果的不确定性说明不足等问题。在今后的评估研究中，应强化环境数据基础研究和不确定性统计方法的研究，以得到更为精确的环境风险评估与预测结果。在对风险排序的结果进行说明时，应对评估过程及结果的不确定性进行详细的分析与阐释，以求得到更为科学且合理的风险评价结论。

（二）Meta 分析

Meta 分析源于 Fisher "合并 P 值"的思想，1955 年由 Beecher 首次提出初步概念。其后，1976 年，英国心理学家 G. V. Glass 首先将基于统计量合并的文献综合分析研究方法称为 "Meta-Analysis"。Meta 分析通过将多个独立但针对同一科学问题的可合成的定量研究结果综合起来进行统计分析，以实现文献评价与统计学方法的相互结合，可使文献评价更加深入。20 世纪 80 年代末，该方法被引入我国，有学者也称之为荟萃分析、二次分析等，更多学者仍建议使用 "Meta 分析"这一术语。Meta 分析的本质是将多个研究综合起来，以提高精度与统计效能。被综合的研究样本量越小，则效应估计的精度越低，可信区间越宽；被综合的研究样本量越大，则效应估计的精度越高，可信区间越窄。疾病负担研究领域往往采用 Meta 分析来综合评估人群疾病的患病率和暴露发病风险。此外，全球疾病负担（GBD）研究提出采用 Meta 回归的方法进行暴露反应关系的相对危险度评估。下面仅以定量资料与定性资料的 Meta 分析为例，介绍该方法的分析评估思路。

1. 定量资料的 Meta 分析

Meta 分析中，标准化均数差（standardized mean difference，SMD）和加权均数差（weighted mean difference，WMD）均属于连续性变量中的两个效应指标。SMD 用于度量衡单位或测量方法不一致的情况，由于消除了量纲（即度量衡单位）的影响，因而结果可以被合并。WMD 则用于连续性结局变量相同且度量衡单位一致的情况。

假如有 k 个研究，则每个研究数值变量的 Meta 分析数据见表 6 - 2 - 1。

表 6 - 2 - 1 k 个研究两组数值变量的 Meta 分析数据

k 个研究	试验组			对照组			N_i
	均数 $\overline{X}_{1i}$	标准差 S_{1i}	例数 n_{1i}	均数 $\overline{X}_{2i}$	标准差 S_{2i}	例数 n_{2i}	
$i=1$	$\overline{X}_{11}$	S_{11}	n_{11}	$\overline{X}_{21}$	S_{21}	n_{21}	N_1
$i=2$	$\overline{X}_{12}$	S_{12}	n_{12}	$\overline{X}_{22}$	S_{22}	n_{22}	N_2
$i=3$	$\overline{X}_{13}$	S_{13}	n_{13}	$\overline{X}_{23}$	S_{23}	n_{23}	N_3
…	…	…	…	…	…	…	…
$i=k$	$\overline{X}_{1k}$	S_{1k}	n_{1k}	$\overline{X}_{2k}$	S_{2k}	n_{2k}	N_k

为估算效应指标 SMD，首先计算样本均数差值（mean difference，MD），计算公式为：

$$MD_i = \overline{X}_{1i} - \overline{X}_{2i}, \ Var(MD_i) = \sqrt{\frac{S_{1i}^2}{n_{1i}} + \frac{S_{2i}^2}{n_{2i}}} \qquad (6-6)$$

随后计算 *SMD*，其中，当试验组和对照组的样本量与方差近似时，可采用 Cohen's *d* 推算 *SMD*；当试验组和对照组的方差近似，但两组样本的样本量不同时，可采用 Cohen's *d* 的改进算法——Hedge's *g* 推算 *SMD*。当两组样本的方差不同时，可采用 Glass 算法（在此不赘述，有兴趣的读者可自行拓展阅读有关文献[①]）。*SMD* 的计算公式如下：

$$
\begin{cases}
Cohen's\ d_i = \dfrac{\overline{X}_{1i} - \overline{X}_{2i}}{S_{ci}} \\[3mm]
Hedge's\ g_i = \dfrac{\overline{X}_{1i} - \overline{X}_{2i}}{S_{ci}{}^*}
\end{cases}
\qquad (6-7)
$$

式中，d_i 和 g_i 是第 i 个研究的标准化均数差，d_i 的合并（combined）标准差 S_{ci} 的逼近估计公式为：

$$
S_{ci} = \sqrt{\dfrac{S_{1i}^2(n_{1i}-1) + S_{2i}^2(n_{2i}-1)}{n_{1i}+n_{2i}}} \qquad (6-8)
$$

g_i 的合并标准差 $S_{ci}{}^*$ 的估计公式为：

$$
S_{ci}{}^* = \sqrt{\dfrac{S_{1i}^2(n_{1i}-1) + S_{2i}^2(n_{2i}-1)}{n_{1i}+n_{2i}-2}} \qquad (6-9)
$$

其次，基于 *SMD* 估算 *WMD*，以 Cohen's *d* 为例，*WMD* 的计算公式为：

$$
\overline{d} = \dfrac{\sum W_i d_i}{\sum W_i} \qquad (6-10)
$$

式中，根据是否选择了固定效应或随机效应模型，各研究的权重系数 W_i 和 *WMD* 的方差为：

---

① https：//www. statisticssolutions. com/free – resources/directory – of – statistical – analyses/effect – size/。

$$\begin{cases} \text{固定效应模型：} \quad W_i = \dfrac{2(n_{1i} + n_{2i})}{8 + d_i^2}, Var(\bar{d}) = \dfrac{1}{\sum W_i} \\ \\ \text{随机效应模型：} W_i = n_{1i} + n_{2i}, Var(\bar{d}) = \dfrac{\sum W_i \cdot d_i^2}{\sum W_i} - \bar{d}^2 \end{cases}$$

$$(6-11)$$

由于存在多个研究，因此需要进行异质性检验，其也被称作同质性检验（tests for homogeneity），目的在于检验多个相同研究的统计量是否存在统计学异质性。下面简要介绍 Q 检验和 I^2 检验。

① Q 检验：即检验统计量 Q 服从自由度为 $k-1$ 的卡方分布，当计算得到 Q 后，需基于卡方分布获取概率值，故又将此检验称作卡方检验。检验水准一般设置为 $\alpha = 0.10$（双侧）。检验统计量 Q 的计算公式为：

$$Q = \sum W_i(d_i - \bar{d})^2 \qquad (6-12)$$

若 $P \leq \alpha$，则可以认为各研究间的异质性大，采用随机效应模型计算合并统计量；反之，$P > \alpha$，则采用固定效应模型计算合并统计量。

② I^2 检验：I^2 是用于衡量多个研究结果间异质性程度大小的指标。效应量估计的总变异是由随机误差和异质性两部分组成的，其中异质性部分在总变异中所占的比重就是 I^2 指数。借助 I^2 指数粗略评价异质性程度，若异质性明显，则应探讨异质性的来源并做相应处理；若异质性过大，则应放弃 Meta 分析，只对结果做统计描述。I^2 的计算公式为：

$$I^2 = (Q - df)/Q = \dfrac{Q - (k-1)}{Q} \times 100\% \qquad (6-13)$$

式中，Q 为异质性检验的卡方值，df 为自由度，k 为纳入 Meta 分析的研究个数。在一般的系统综述评价中，只要 I^2 不大于 50%，其异质性是可以被接受的；若 $I^2 > 50\%$，则说明存在较为明显的异质性。

在针对多个同类研究合并统计量（$\bar{d}$）的总体效应值有无统计学差异的效应检验中，如果异质性检验（统计量 Q，I^2）的 $P > 0.10$，定量变量资料的 Meta 分析则采用固定效应模型，此时可采用倒方差法进行合并统计量的效应检验；如果异质性检验的 $P \leqslant 0.10$，定量变量资料的 Meta 分析采用随机效应模型，此时可采用 D-L 法（DerSimonian-Laird method）进行合并效应量的效应检验。检验水准一般设置为 $\alpha = 0.05$（双侧），若效应检验的 $P \leqslant 0.05$，则表明多个研究的合并统计量有统计学差异；若 $P > 0.05$，则表明多个研究的合并统计量没有统计学差异。

2. 定性资料的 Meta 分析

假如有 k 个研究，则每个研究整理形成的四格表资料见表 6 - 2 - 2，k 个研究两组分类变量 Meta 分析数据见表 6 - 2 - 3。

表 6 - 2 - 2　四格表资料的基本形式

研究 i	某阳性事件	某阴性事件	合计
试验组	a_i	b_i	n_{1i}
对照组	c_i	d_i	n_{2i}
合计	m_{1i}	m_{2i}	N_i

表 6 - 2 - 3　k 个研究两组分类变量 Meta 分析数据

k 个研究	试验组			对照组			N_i
	阳性 a_i	阴性 b_i	例数 n_{1i}	阳性 c_i	阴性 d_i	例数 n_{2i}	
$i = 1$	a_1	b_1	n_{11}	c_1	d_1	n_{21}	N_1
$i = 2$	a_2	b_2	n_{12}	c_2	d_2	n_{22}	N_2
$i = 3$	a_3	b_3	n_{13}	c_3	d_3	n_{23}	N_3

续上表

k 个研究	试验组			对照组			N_i
	阳性 a_i	阴性 b_i	例数 n_{1i}	阳性 c_i	阴性 d_i	例数 n_{2i}	
…	…	…	…	…	…	…	…
$i = k$	a_k	b_k	n_{1k}	c_k	d_k	n_{2k}	N_k

根据不同研究类型，计算每个研究的效应指标比值比（OR_i）、相对危险度（RR_i）、率差（危险差）（RD_i），方法如下：

$$OR_i = \frac{a_i d_i}{b_i c_i}, \ Var(\ln OR_i) = \frac{1}{a_i} + \frac{1}{b_i} + \frac{1}{c_i} + \frac{1}{d_i} \quad (6-14)$$

$$RR_i = \frac{a_i/n_{1i}}{c_i/n_{2i}}, \ Var(\ln RR_i) = \sqrt{\frac{1}{a_i} + \frac{1}{c_i} - \frac{1}{n_{1i}} - \frac{1}{n_{2i}}}$$
$$(6-15)$$

$$RD_i = \frac{a_i}{n_{1i}} - \frac{c_i}{n_{2i}}, \ Var(\ln RD_i) = \frac{a_i b_i}{n_{1i}^3} + \frac{c_i d_i}{n_{2i}^3} \quad (6-16)$$

异质性检验仍然采用 Q 检验和 I^2 检验，计算公式与上述定量资料的 Meta 分析类似。其中，Q 检验的检验水准仍一般设置为 $\alpha = 0.10$（双侧）。检验统计量 Q 的计算公式为：

$$Q = \sum \left[W_i(\theta_i - \bar{\theta}) \right]^2 = \sum (W_i \theta_i^2) - \frac{\left[\sum (W_i \theta_i) \right]^2}{\sum W_i}, \ \nu = k - 1$$
$$(6-17)$$

式中，θ_i 为每个研究的统计量，如 $\ln RR_i$、$\ln OR_i$、$\ln PetoOR_i$、RD_i 等，$\bar{\theta}$ 为合并统计量，如 $\ln OR$ 合并、$\ln PetoOR$ 合并、RD 合并等。每个研究的权重 W_i 的计算公式为：

$$W_i = 1/Var(\theta_i) \quad (6-18)$$

若 $P \leqslant \alpha$，则可以认为各研究结果存在异质性，采用随机效应模型计算合并统计量；反之，若 $P > \alpha$，则采用固定效应模型计算合并统计量。

在进行多个同类研究的合并统计量的效应检验时，如果异质性检验的 $P > 0.10$，定性变量资料的 Meta 分析采用固定效应模型，此时可采用 M-H 法（Mantel-Haenszel method）和 Peto 法（Yusuf-Peto method）进行合并统计量的效应检验；如果异质性检验的 $P \leqslant 0.10$，定性变量资料的 Meta 分析采用随机效应模型，此时可采用 D-L 法进行合并统计量的效应检验。检验水准一般设置为 $\alpha = 0.05$（双侧），若效应检验的 $P \leqslant 0.05$，则表明多个研究的合并统计量有统计学差异；若 $P > 0.05$，则表明多个研究的合并统计量没有统计学差异。除对效应量直接进行检验外，还可使用置信区间法。当研究效应指标为 OR 或 RR，其值等于 1 时，研究效应无效，此时，其 95% 置信区间若包含 1，等价于 $P > 0.05$，即无统计学意义；若其上下限不包含 1（均大于 1 或均小于 1），则等价于 $P \leqslant 0.05$，即有统计学意义。当研究指标为 RD、WMD 或 SMD 时，其值等于 0 时研究效应无效，此时，其 95% 置信区间若包含了 0，则等价于 $P > 0.05$，即无统计学意义；若其上下限不包含 0（均大于 0 或均小于 0），则等价于 $P \leqslant 0.05$，即有统计学意义。

综上所述，对不同的资料类型、不同的效应量和不同的统计模型选用的统计方法亦有所不同，可参阅表 6 - 2 - 4。

表 6 - 2 - 4　常用 Meta 分析方法

资料类型	合并统计量	可选模型	计算方法
数值变量	SMD 或 WMD	固定效应模型	倒方差法
		随机效应模型*	D-L 法
分类变量	OR	固定效应模型	Peto 法或 M-H 法
		随机效应模型*	D-L 法
	RR 或 RD	固定效应模型	M-H 法
		随机效应模型*	D-L 法

注：*在异质性分析和处理之后，若异质性检验仍呈现 $P \leqslant 0.05$，才考虑使用。

（三）疾病负担研究的重要统计学模型

在疾病负担的研究中，各研究即使目的完全相同，也总会或多或少存在一些差别。异质性的潜在来源，包括研究对象的年龄、病情轻重、疾病持续时间等个体相关因素，地理区域、社会文化等宏观环境因素，以及流行病学设计、指标测量方式等研究相关因素。在 Meta 回归分析中，上述因素可表示为模型的协变量。换言之，Meta 回归分析的本质就是把所采集的每个研究 study 当成一个分析对象，在建模中纳入研究相关的协变量，通过固定效应模型或随机效应模型的构建来实现合并统计量的模型系数（β）估计。与前述 Meta 分析的思路一致，若各研究间存在异质性，那么采用随机效应模型是合适的，否则采用固定效应模型即可。Meta 回归分析模型可归纳为两类：线性模型和非线性模型。下文将着重介绍普通线性模型和分段线性模型，以及非线性模型中较常见的分段平滑函数和综合暴露－反应（integrated exposure-response，IER）模型。此外，在疾病负担指标的测算过程中，往往会用到局部估计散点平滑（locally estimated scatterplot smoothing，LOESS）模型，以实现对异常指标（比如离群值等）的平滑处理。最后，本节将简要述及防止模型过度拟合的一种方法——正则化处理（regularization），此方法在 GBD 研究的 Meta 回归模型中有一定应用价值。

1. 线性模型

线性模型是反映自变量与因变量之间线性关系的常见模型，数学表达式为一次函数。线性关系中的斜率主要反映暴露因素与疾病发生（或死亡）风险的整体变化趋势，已广泛应用于疾病负担研究。以单个协变量为例，线性模型数学表达通式为：

$$Y = \beta X + \varepsilon \qquad (6-19)$$

式中，假设有 $i = 1$，2，3，…，n，且共有 n 个研究，那么 Y 表示每个研究（i）的疾病发生（或死亡）的相对风险的自然对数［如 $\ln(RR_i)$］；X 表示每个研究的暴露平均水平。β 是回归斜率；ε 表示模型误差，其满足均值为 0，且协方差 Λ 不为 0 的正态分布 $\varepsilon \sim N(0, \Lambda)$。

与一般线性模型类似，Meta 回归的线性模型同样可以采用 t 检验对回归斜率的拟合值 $\hat{\beta}$ 进行检验，公式如下：

$$t = \frac{\hat{\beta}}{SE_{study}} \qquad (6-20)$$

式中，SE_{study} 是各研究效应统计量的标准误［如 $\ln(RR_i)$ 的标准误，故不同于以个体为分析对象的线性模型］，基于 t 分布即可求得回归斜率拟合值的概率分布 P 值，检验水准一般设为 0.05。

此外，基于 SE_{study} 可进一步获得回归斜率拟合值的 95% 置信区间（$\hat{\beta} \pm 1.96 \times SE_{study}$）。除 t 检验以外，考虑到 Meta 分析对各研究样本量实现了综合，故满足大样本的前提条件时，Z 检验同样适用，检验公式同式 6-20，但假设分布换为 Z 分布。然而，若 Meta 线性回归涉及两个及以上协变量，则需要采用 Q 检验对回归模型的所有协变量做检验。对此内容有兴趣的读者可自行查阅 Meta 回归分析相关的研究专著。

2. 分段线性模型

在 Meta 回归分析中，不同研究的效应量可能存在较大差异，特别是在暴露因素处于不同水平时，线性模型可能表现出不同的回归斜率 β_k，所以统计学家提出以分段线性模型来拟合此类数据。其中，又以分段线性样条函数较为常见。分段线性样条函数本质是通过节点（knot）连接形成回归斜率各异的分段线性函数，满足每个节点处连续的数学条件。拟合分段线性样条函数的意义在于，可对不同暴露区间求得不同变化趋势的回归斜率，以全面反映暴露变量与研究效应量之间的相关关系。假设模型共分为 K 段，则一共有 $K-1$ 个节点，以 k 表示某节点（$k=1$，2，$\cdots$，$K-1$），其数学表达式可写为：

$$Y_k = \alpha_0 + \sum_k \beta_k (X_K - X_k) \Delta_k + \varepsilon_k, \text{且} \Delta_k = \begin{cases} 0, X_K < X_k \\ 1, X_K \geqslant X_k \end{cases}$$

$$(6-21)$$

式中，α_0 为模型截距；β_k 为回归斜率，并且随着节点不同而改变；X_K 为不同节分段的暴露水平，且满足 $X_{k-1} = 0$。

　　分段线性模型的意义与普通线性模型类似，不同的是其可以通过不同节点将该函数分成多段连续的线性函数。这些由节点分割的子区间的线性函数斜率各异（既可以相同，也可以不相同），因此可灵活地拟合线性及非线性趋势。

　　3. 非线性模型

　　目前常用的非线性模型有三种，分别是二次函数回归模型、立方样条回归模型，以及灵活幂函数多项式回归模型。

　　（1）二次函数回归模型。其数学表达式为：

$$Y = \beta_1 X + \beta_2 X^2 + \varepsilon \qquad (6-22)$$

式中，Y 表示各研究的疾病发生（或死亡）风险值的自然对数；X 表示各研究的暴露平均水平；β_1、β_2 分别是回归模型中一次项和二次项的系数；ε 表示标准误。通过限制性极大似然估计（restricted estimation maximum likelihood，REML）即可求出各项参数值。

　　（2）立方样条回归模型。其实质是光滑的分段多项式函数，并进行了样条插值。该模型在定义域内每个子区间中都是三次多项式，并且每个子区间的二阶及以下导数连续可导。基于数据拟合的三次样条函数，子区间的连接点为节点（knot）。立方样条回归模型目前在 Meta 回归分析应用相对广泛，拟合效果较好。其数学表达式为：

$$Y = \beta_0 + \beta_1 X + \beta_2 X^2 + \beta_3 X^3 + \sum \beta_{i+3} \max(X - k_i, 0)^3 + \varepsilon$$
$$(i = 1, 2, \cdots, n) \qquad\qquad (6-23)$$

式中，β_0、β_1、β_2、β_3 分别为多项式的回归斜率参数，其随着节点不同而改变；$\sum \beta_{i+3} \max(X - k_i, 0)^3$ 为样条插值部分，$\max(X - k_i, 0)$ 表示当 $X > k_i$ 时，取 $X - k_i$，否则取 0；k_i 表示节点。

根据研究的实际情况，可对趋势首尾两端进行线性限制，在定义域内估计的第一个节点前和最后一个节点后强制限制为线性趋势。换言之，非线性模型的整体趋势第一段为线性函数，最后一段同样为线性函数，中间为立方样条函数。此限制算法的目的是减小二次项和三次项所产生的过拟合。[①]

（3）灵活幂函数多项式回归模型。其本质是一种分段多项式函数，由一项或两项幂函数组成，并且每项次数是通过数据驱动（data-driven）的方式选定候选值，即结合数据分布情况进行灵活组合而赋值。其数学表达式为：

$$Y = \beta_1 X^{p_1} + \beta_2 X^{p_2} + \eta_i \qquad\qquad (6-24)$$

式中，β_1、β_2 为不同幂函数的系数；p_1 和 p_2 为对应项的指数。根据实际数据取值情况，对 p_1 与 p_2 进行赋值并灵活组合（p_1、p_2 = 0，±0.5，±1，±2，±3），例如，当 $p_1 = 1$，$p_2 = 2$ 时，式 6 - 24 即等同于前述二次回归函数模型。使用最大似然估计方法对所有可能的幂函数组合进行估计，取拟合结果最优的组合即为最终模型。

---

① 对立方样条回归模型进行限制的方法可参阅本章参考文献（黄静宇等，2015）。

上述三种常见非线性模型在进行 Meta 回归分析过程中，可用于拟合某暴露变量与研究效应量之间的非线性相关关系。在拟合局部变化趋势方面，非线性模型有一定优势，但非线性模型在特定情况下亦可能导致过度拟合。另外，上述模型对数据完整性要求较高，在 Meta 回归分析过程中，许多被纳入研究的文献并未给出所需的全部原始数据，而且，即使给出了全部原始数据，也可能存在部分异常值。直接进行非线性模型的构建，可能导致估计结果出现偏差或误差。为此，在美国华盛顿大学健康指标和评估研究所（IHME）主导的 GBD 研究中，有关学者提出了基于贝叶斯思想和离群值修剪（outliers trimming）的非线性模型集成方法，首先通过参数先验分布（prior distribution）和似然函数（likelihood function）的构建，实现研究数据的后验概率（posterior probability）估计，从而对缺失数据进行填补。其次，通过离群值修剪，并利用最小二乘修剪算法（least trimmed squares estimator）实现参数的稳健估计（robust estimation），识别并去除原始异常数据点。对此内容有兴趣的读者可自行参阅本章参考文献（Zheng et al.，2020）。

4. 综合暴露–反应（IER）模型

IER 模型是环境空气污染物（如 $PM_{2.5}$）长期暴露所致疾病负担研究的经典风险评估方法，也是目前运用最为广泛的比较风险评价模型之一。IER 模型可整合各研究的不同来源污染物的相对危险度（RR）信息，因此得名"综合"模型。基于 IER 模型的健康风险评估示例如图 6 – 2 – 2 所示。

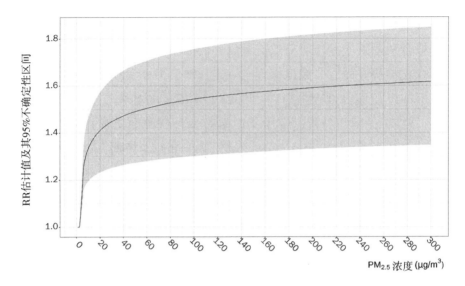

图 6 - 2 - 2　基于 IER 模型的健康风险评估示例

数据来源：GBD 2019 研究中的 $PM_{2.5}$ 暴露所致肺癌的相关研究。

IER 模型为一种包含暴露浓度的函数模型，可以有多种先验形式（如线性、对数线性、指数性等），同时具有在高暴露时曲线变平的特性。当暴露值低于某一浓度时，RR 值为 1，该浓度表示理论最低风险暴露水平（theoretical minimum risk exposure level, TMREL），低于该水平则不存在额外风险；当暴露值高于 TMREL 时，模型曲线需要随暴露物浓度的增加而单调增加，其形状可呈现为近线性、次线性或超线性等。IER 模型本质是参数模型，有相对固定的参数组合，其数学表达式为：

$$当 z < z_{cf}, RR_{IER}(z) = 1;$$
$$当 z \geqslant z_{cf}, RR_{IER}(z) = 1 + \alpha \{ 1 - e^{[-\gamma(z-z_{cf})^{\delta}]} \} \qquad (6-25)$$

式中，z 是暴露量，z_{cf} 是 TMREL。对于非常大的 z，RR_{IER} 近似为 $1 + \alpha$；δ 为暴露因素（$z - z_{cf}$）的指数值，使得 IER 模型可以在较大暴露浓度范围内拟合风险 RR 的趋势。RR_{IER}（$z_{cf} + 1$）近似于 $1 + \alpha \cdot f(z)$，其中 $f(z) = [RR_{IER}(z_{cf} + 1) - 1]/[RR_{IER}(z) - 1] = 1 -$

$e^{[-\gamma(z-z_q)^\delta]}$ 为反事实暴露与观察暴露 *RR* 的比率，以反映暴露反应曲线的形状。

对未知参数（α，γ，δ）的估计，在全球疾病负担（GBD）研究中，多采用基于贝叶斯抽样的马尔科夫链蒙特卡洛积分方法（MCMC 法）进行贝叶斯参数推断。基于（α，γ，δ）的后验分布和 TMREL 均匀先验分布［如 *TMREL* ～ *Uniform*(2.5,5)］，计算不同水平大气环境污染物所致某不良健康事件的风险值，并以贝叶斯抽样方法获得点估计的不确定性，其不确定性区间（uncertainty interval，UI）定为 95%。

IER 模型的应用需要满足以下重要假设：① 空气污染物暴露与其所致慢性疾病死亡率或急性疾病发生率增加有关。② 空气污染物暴露的 RR 是其摄入含量（浓度）的函数，与空气污染物成分无关。③ 空气污染物暴露反应曲线不局限于线性函数。④ 空气污染物暴露的 RR 与暴露时长有关，并可以一定时期的平均暴露浓度（如年均浓度）来量化，但不取决于暴露的时间属性（如间断性暴露、短时间高剂量暴露、长时间低剂量暴露等）。⑤ 不同来源的暴露因素间没有交互作用。

利用 IER 模型及其参数推断，可综合估计人群在不同来源污染物暴露下某些疾病的发病和死亡风险（即 RR 风险值）。这些疾病主要包括缺血性心脏病（Ischaemic heart disease，IHD）、脑卒中（Stroke）等心脑血管疾病，以及慢性阻塞性肺疾病（Chronic obstructive pulmonary disease，COPD）、肺癌（Lung cancer，LC）、急性下呼吸道感染（Acute lower respiratory infection，ALRI）等肺部疾病。另外，IER 模型使用公开文献提供的 RR 估计值，当有新的可用的 RR 信息时，一般可直接更新模型及其参数估计结果，而不涉及对文献原始数据的分析。IER 模型的局限性在于前述几个重要假设，即没有考虑不同来源污染物的相同吸入量下的毒性差异，没有考虑不同来源污染物成分的不同，没有考虑暴露的时间模式差异，以及不能分析不同来源污染物的交互效应等。而且，相较于非参数的平滑函数模型（见后），IER 模型的计算效率较低，在遇到极端值时易出现收敛性问题。所以，在今后研究中，形式更灵活的暴露反应曲线模型仍值得学者们进行系统性研究和探索。

5. 局部估计散点平滑模型

局部估计散点平滑模型（LOESS）是查验二维变量之间关系的常用方法之一。不同于前述模型，该模型为非参数模型。通过非参数拟合得到的曲线可用于变量间微妙关系的描述。

LOESS 的主要思想是将全部数据按照一定比例划分为多个子集，先取一个子集的数据，在该子集中拟合多项式回归曲线，以观察数据在局部表现出的规律和趋势。然后将局部范围从左往右依次推进，最终得到一条连续的曲线。曲线的光滑程度与选取子集数据的比例有关，比例越低，拟合越不光滑；反之，比例越高，拟合越光滑。

LOESS 具体包括四个步骤：① 确定拟合点的数量和位置；② 在拟合点附近，确定 k 个最接近的点；③计算 k 个点的权重；④进行多项式拟合。在每一个局部数据子集中重复上述步骤即可。

值得指出的是，在上述第三步中，k 个点的权重计算主要依赖于权重函数。关于权重函数的表达、算法及选择等细节，此处不展开论述，对此内容感兴趣的读者可以自行查阅资料。此外，在第四步中，对局部数据的多项式拟合，较多采用加权线性回归，估算方法为加权最小二乘法。这主要是因为在局部数据中，k 个点与拟合点的距离不一致，离拟合点越近的点对拟合线的影响越大。

6. L1 范数和 L2 范数正则化

L1 范数正则化和 L2 范数正则化的使用都是为了防止模型出现过度拟合的情况，在一定程度上提高了模型对未知数据拟合的泛化能力。对于正则化能够达到上述目的的原因，可从两方面理解，即结构风险最小化和贝叶斯先验的引入。对此内容感兴趣的读者可自行查阅相关资料。

L1 范数表示向量中非零元素的绝对值之和，表达式为：

$$\|\omega\|_1 = \sum_i |\omega_i| \qquad (6-26)$$

L1 范数正则化可以将某些变量系数的权重值减小至 0，使权重变得稀疏。因此，L1 范数正则化能去掉一些不能提供充足信息的变量特征，对需要的变量特征进行筛选，使得模型拟合结果更具有可解释性。

L2 范数表示向量元素的平方和再开平方，但在实际应用中多以平方形式引入模型的参数估计过程中〔即下述损失函数（loss function）的构造和估计过程〕，具体表达式如下：

$$\|\omega\|_2^2 = \sum_i |\omega_i|^2 \qquad (6-27)$$

L2 范数正则化会减小所有变量系数的权重，权重值可以更接近 0（但不会等于 0），在想要保留所有变量的系数参数时较为有效。L2 范数正则化可防止构建模型时，为迎合训练集而建立过于复杂的参数组合，从而造成过度拟合的情况。

下面进一步介绍上述两种正则化的模型构造。在此之前，先简单介绍损失函数的概念。损失函数即用来计算模型的预测值与实际值差异程度的函数，是机器学习中的常用函数。以较为简单的线性回归为例，损失函数的表达式为：

$$\min\left\{\frac{1}{N}\sum_{i=1}^{N}(y_i - \omega^T x_i)^2\right\} \qquad (6-28)$$

式 6-28 加上 L1 范数的表达式为：

$$\min\left\{\frac{1}{N}\sum_{i=1}^{N}(y_i - \omega^T x_i)^2\right\} + \|\omega\|_1 \qquad (6-29)$$

该模型即为 LASSO（least absolute shrinkage and selection operator）回归模型，由 Robert Tibshirani 于 1996 年首次提出。LASSO 模型通过构造惩罚函数得到较为精炼的模型，有选择性地使一些协变量系数被压缩；同时设定一些协变量系数为 0，即 L1 范数正则化。

式 6-28 加上 L2 范数的平方表达式为：

$$\min\left\{\frac{1}{N}\sum_{i=1}^{N}(y_i - \omega^T x_i)^2\right\} + \|\omega\|_2^2 \qquad (6-30)$$

该模型即为岭（ridge）回归模型，相比于 L1 范数正则化，该模型的解更平滑，模型某些维度协变量系数的权重可接近于 0（但不等于 0），从而降低模型的复杂度。

L1 范数正则化和 L2 范数正则化在本节所述的 Meta 回归模型的非线性构造中也同样适用，主要目的是防止模型出现过度拟合的情况。关于 L1 范数正则化和 L2 范数正则化的具体算法与典型模型案例，有兴趣的读者可自行查阅相关资料。

第三节　经济负担测量的有关方法

一、定性方法

德尔菲法（Delphi 法），在我国又被称为专家评分法或专家咨询法。该方法最初由美国兰德公司于 1946 年研发，用于预测技术变革对战争的作用，实质上是一种匿名征询反馈的过程。该过程包括征询专家对于特定问题的意见，对意见进行整理、归纳和统计，然后将结果匿名反馈给专家，再次征求意见，直到达成一致的意见。德尔菲法在医学领域的应用最早起源于护理学研究，并逐渐在公共卫生领域得到广泛应用。该方法其具有适用性强和操作简便的特点，被广泛用于疾病负担领域。德尔菲法不仅可用于伤残权重指标研究，还可用于经济负担的定性研究。具体介绍如下。

（一）对患病成本的研究

德尔菲法的具体思路是：针对一个特定研究主题，整合专家们的意见，评估专家之间的共识程度和分歧点，获得对该主题的共识。该方法在应用中，要求专家们基于他们的经验发表意见，无须查阅任何患者数据或相关信息，因此不需要伦理委员会的批准或知情同意，操作相对简便。例如，在一个涵盖多个国家的研究中，针对某种疾病的经济负担和临床管理，研究者需要邀请来自各国的专家参与研究。这些专家会提供与其所在国家相关的临床管理信息，尽管这些信息可能存在差异，但通过德尔菲法仍然有可能获得相对一致的临床共识。因此，德尔菲法被认为是最适于理解和分析疾病的经济负担的方法之一。

该方法涉及的关键要素，主要包括指导委员会的成立、确定小组成员的标准定义、德尔菲调查问卷的设计、德尔菲调查的管理，以及数据收集、分析和解释。其中的德尔菲调查问卷多基于PubMed 数据库文献检索（使用 MESH 术语作为搜索词）开发，以调查问卷形式获取相关疾病经济负担和管理的信息，汇整委员会小组成员的临床经验。调查问卷涉及 4 个主题，分别是流行病学、专业知识、患者当前的疾病管理，以及相关社会经济负担。对德尔菲调查问卷的发放，一般使用网络技术结合便利调查方法，在指定的期间内进行两轮调查。被调查者要求回答所有问题，在第一轮调查中没有达成共识的问题会在第二轮调查中被再次询问。此外，在调查过程中，须尽量确保数据的匿名性和保密性。调查结束后，由指导委员会评估和讨论德尔菲调查问卷的结果。需要注意的是，德尔菲法对调查对象的资质有一定要求，一般要求调查对象有超过 5 年的专业经验、在公立医院工作、有相关疾病的管理经验等。尽管德尔菲法存在潜在回忆偏倚，但在定性测量研究领域，该方法仍被广泛应用。其优势体现在两方面：① 利用专家经验达成共识，有一定代表性；②不需要伦理委员会的批准或知情同意。然而，德尔菲问卷调查需要开展多轮，可能会导致参与者的疲劳。因此，德尔菲调查次数一般保持在最低限度以下（如仅做两轮调查），以确保高回复率。

（二）对疾病相关不良事件成本和相应经济负担的研究

随着疾病治疗技术的不断发展，对于新的治疗方法和相关药物的应用与研发也在不断推进。同时，与疾病治疗和管理相关的卫生成本可能会给社会带来相当大的经济负担。因此，对于疾病相关不良事件的成本及其经济负担的研究就显得尤为重要。这类研究关键之一在于建立疾病相关不良反应的经济负担基线标准，以此评估新治疗方法或药物对患者和医疗保健系统的影响。在这样的背景下，德尔菲法被认为是一种便捷高效的定性分析方法。具体来说，德尔菲法可促进相关基线标准的制定，具体实施流程如下：首先，对疾病相关文献进行系统回顾，以确定纳入分析的不良事件；其次，采用德尔菲法小组访谈方法（Delphi interviews），以确定在这些不良事件的医学管理过程中相关医疗资源的使用情况（与德尔菲法实施的步骤大致相同，不再赘述）；最后，进行成本分析，具体可采用成本 – 效用分析方法（详见本节"定量方法"中的"其他定量方法"），估计每个患者出现不良事件的成本和每个地区不良事件的总人口负担。值得注意的是，该过程同样采用两轮德尔菲法小组访谈方法，并以双盲方式实施。

德尔菲法作为一种便捷、高效、省时的定性分析方法不仅在公共卫生领域得到了广泛应用，而且在经济负担测量领域的应用也逐渐增多。在应用中需要注意的是德尔菲调查问卷的信度和效度很难得到衡量，只有在相同情境下开展德尔菲法研究，其分析结果才具有可比性。

二、定量方法

（一）疾病直接经济负担测量

1. 概念

疾病直接经济负担（direct economic burden of disease）是指因预防和治疗疾病而直接消耗的经济资源。疾病直接经济负担包括直接医疗经济负担和直接非医疗经济负担两个部分。直接医疗经济负担是指在医疗卫生保健部门购买卫生服务所消耗的经济资源，主要包括门诊费（如挂号费、诊疗费、材料费、注射费等）、住院费（如手术费、治疗费等）、各类院外产生的医药费及其他防治疾病的费用（如预防接种的费用、体检费等）。直接非医疗经济负担是指在非医疗卫生保健部门所消耗的经济资源，或在治疗疾病过程中花费的支持性活动费用，包括与疾病有关的营养费、交通费、住宿费、膳食费、陪护费等。

2. 资料收集方法

疾病直接经济负担的调查一般有两种途径：一是从医疗保健机构获取数据，通常可从医院信息系统（即 HIS 系统）收集到患者在医院产生的所有费用的信息，通过统计分析获得年总门诊费用、平均每日门诊费用及分病种的住院患者费用等信息。该方法收集的数据可靠性高，资料集中，耗时耗费较少，但没有包括自购药、自购器械（如轮椅等）、院外康复治疗等的费用，也不包括直接非医疗经济负担（如营养费、交通费等）。二是向医疗服务的需求方（即患者和患者家属）调查。通过调查，可获知需求方在疾病防治过程中花费的所有费用，包括直接医疗经济负担和直接非医疗经济负担。此外，通过调查也可获得需求方的间接经济负担信息。问卷调查法虽然可以较完整地收集患者在防治疾病过程中的全部花费信息，但耗费的人力、物力较大，且调查对象的选择可能存在一定偏倚。例如，若调查者偏向选择住在医院附近的调查对象，则可能低估交通费等经济负担。采用回顾性调查的方法也可能存在回忆偏倚，出现实际花费与患者回忆不符的情况。一般情况下，可通过两种途径的结合，较准确地测算疾病直接经济负担。需要注意的是，对于慢性病和一些后遗症严重的疾病（如脑中风、烧伤等），自购药和后续康复治疗的费用在疾病直接经济负担中占比较大，故应重视该部分资料的收集，使得收集的数据尽可能完整和可靠。

3. 测算方法

直接经济负担的测算方法一般包括自上而下法、分步模型法、直接法等。

（1）自上而下法（top-down method）。该方法是通过获取全国或地区的总医疗费用和与疾病相关的总非医疗费用，并将其按一定的理论依据（如某地的总人口数和患病率）分配到患病人群中，可得到疾病的总费用和例均费用。该方法的优点是数据便于收集、"省时省力"，缺点是可能难以获取与疾病相关的总非医疗费用数据。

（2）分步模型法（step-model method）。该方法是指把医疗费用分成多个部分，对每部分单独建立数学模型。目前常用方法是二步模型法。该方法是指把门急诊费用和住院费用分开核算，并对门急诊医疗费用与门急诊非医疗费用，以及住院医疗费用与住院非医疗费用分别代入公式计算后求和。计算方法如下：

次均门急诊费用 = 次均门急诊医疗费用 + 次均门急诊非医疗费用

（6 - 31）

$$次均住院费用 = 次均住院医疗费用 + 次均住院非医疗费用$$
$$(6-32)$$

$$年总门急诊费用 = \sum (总人口数 \times 两周就诊率 \times 26) \times$$
$$次均门急诊费用 \qquad (6-33)$$

$$年总住院费用 = \sum (总人口数 \times 年住院率) \times 次均住院费用$$
$$(6-34)$$

$$疾病直接经济负担 = 年总门急诊费用 + 年总住院费用$$
$$(6-35)$$

分步模型法的优点是可全面研究人群的医疗利用和费用情况，并且可通过将公式中总人口数替换为年龄别人口数或性别别人口数等来分析年龄或性别等因素对费用的影响，使得测算结果较为科学和准确。

下面以一项脑血管病研究为例，介绍分步模型法的测算思路。研究人员利用河南省 2008 年、2013 年和 2018 年三次卫生服务调查数据，采用二步模型法测算河南省 2008 年、2013 年和 2018 年大于或等于 30 岁人口的脑血管病直接经济负担（表 6 - 3 - 1）。根据资料计算得出 2008 年、2013 年、2018 年研究对象的两周就诊率和住院率分别为 15.43‰、7.19‰、17.70‰ 和 15.30‰、15.63‰、22.97‰；次均门诊费用和次均住院费用分别为 100 元、248 元、240 元和 2300 元、4900 元、4300 元。结合 2009 年、2014 年和 2019 年《中国统计年鉴》提供的河南省人口数据，测算出 2008 年、2013 年和 2018 年河南省大于或等于在 30 岁人口脑血管病的直接经济负担分别为 70.93 亿元、115.65 亿元和 201.09 亿元。结果提示，10 年来脑血管病的直接经济负担呈不断上升趋势，相关部门应加强脑血管病的防治，落实以预防为主的重大方针，让脑血管病患者能够"早发现、早治疗、少花钱"。

表 6 - 3 - 1　2008 年、2013 年和 2018 年河南省大于或等于 30 岁
人口的脑血管病直接经济负担

年份		直接门诊费用（亿元）			直接住院费用（亿元）			直接经济负担（亿元）
		医疗费用	非医疗费用	合计	医疗费用	非医疗费用	合计	
2008	名义值	30.20	7.55	37.75	28.85	4.33	33.18	70.93
	实际值	37.75	9.44	47.19	36.06	5.41	41.48	88.66
2013	名义值	34.01	9.69	43.70	67.55	4.41	71.95	115.65
	实际值	37.13	10.58	47.71	73.74	4.81	78.55	126.26
2018	名义值	88.40	17.68	106.09	88.37	6.63	95.00	201.09
	实际值	88.40	17.68	106.09	88.37	6.63	95.00	201.09

注：名义值是 2008 年、2013 年、2018 年当年价格费用；实际值是以 2018 年为基准进行居民消费价格指数调整后的费用。

资料来源：胡雪琪、时松和、尹春宇等：《河南省脑血管病直接经济负担研究》，载《现代预防医学》2021 年第 6 期，第 961 - 964 页。

（3）直接法。该方法是指通过调查得到疾病的例均直接经济负担，结合地区人口数、患病率等计算疾病总直接经济负担。计算公式为：

$$某病直接费用 = 某病年例均直接费用 × 患病率 × 人口数$$
$$(6 - 36)$$

各种疾病直接费用之和为总疾病直接费用。

下面以一项子宫颈低级别鳞状上皮内病变（LSIL）研究为例，介绍直接法的测算思路。研究人员在全国范围内调查了 450 例子宫颈低级别鳞状上皮内病变患者，对其诊疗费用信息进行分析，采用直接法估算患者寻求医学诊断阶段、临床治疗阶段和随访随诊阶段的直接经济负担。研究发现患者诊疗全过程直接经济负担为10430.5 元，基于估算出的 LSIL 患者人数约 4.4 万人，估算出全国LSIL 患者诊疗全过程产生的直接经济负担为 45894.2 万元，其中直

接医疗费用为 37463.8 万元。上述结果提示，纵使 LSIL 是可自然消退的低级别病变，但全国 LSIL 患者的诊疗经济负担仍然较重。[①]

4. 归因直接经济负担

采用流行病学归因法可测量归因于某危险因素暴露的直接经济负担。计算公式如下：

归因于某危险因素的疾病直接经济负担 = 人群归因分值[②]
　　　　　　　　　　　× 某病的直接经济负担　　　　　　(6-37)

下面以国家卫生健康委统计信息中心的一项研究为例，介绍归因直接经济负担的测算思路。研究人员基于 2018 年全国第六次卫生服务调查数据，测算我国吸烟导致的主要疾病直接经济负担，主要疾病包括恶性肿瘤、心脑血管疾病、呼吸系统疾病三种（表6-3-2）。测算思路如下：首先，针对单个疾病计算人群的吸烟归因分值（smoking-attributable fraction，SAF）。利用调查数据计算城市/农村别、性别别、年龄组别吸烟率，结合吸烟暴露下恶性肿瘤、心脑血管疾病和呼吸系统疾病的死亡相对危险度，估算出不同人群、不同疾病的 SAF。然后，将 SAF 与相应疾病的直接经济负担相乘，计算出归因于吸烟的疾病直接经济负担。研究结果发现，2018 年我国 35 岁及以上人口归因于吸烟的主要疾病直接经济负担为 826.1 亿元，较 2008 年的 428.0 亿元增加了 93.0%，年均增长 6.8%；其中门诊、住院、购药等治疗费用占 92.7%，达到 766.2 亿元。三种疾病中，归因于吸烟的心脑血管疾病直接经济负担最高，为 413.5 亿元（占 50.1%）；恶性肿瘤其次，为 258.5 亿元（占 31.3%）。可见，为推进联合国可持续发展目标，提高全人群

---

① 陈猛、夏昌发、刘冰等：《中国子宫颈低级别鳞状上皮内病变患者经济负担分析》，载《中国肿瘤》2021 年第 11 期，第 827-833 页。
② 人群归因分值（PAF）计算方法详见本章第二节。

健康水平，需要进一步加强控烟措施，落实疾病预防相关政策。

表6-3-2　2018全国35岁及以上人口归因于吸烟的疾病直接经济负担

疾病类型	年龄组/岁	城市/亿元			农村/亿元			城乡/亿元		
		男	女	小计	男	女	小计	男	女	合计
恶性肿瘤	35～	70.1	3.0	73.1	114.7	6.5	121.2	184.8	9.5	194.3
	≥65	22.5	2.5	25.0	35.9	3.3	39.2	58.4	5.8	64.2
	小计	92.6	5.5	98.1	150.6	9.8	160.4	243.2	15.3	258.5
呼吸系统疾病	35～	38.3	2.9	41.2	56.1	7.2	63.3	94.4	10.1	104.5
	≥65	15.5	2.8	18.3	26.7	4.6	31.3	42.2	7.4	49.6
	小计	53.8	5.7	59.5	82.8	11.8	94.6	136.6	17.5	154.1
心脑血管疾病	35～	108.8	6	114.8	152.6	12.1	164.7	261.4	18.1	279.5
	≥65	52.8	5.4	58.2	66.8	9.0	75.8	119.6	14.4	134.0
	小计	161.6	11.4	173.0	219.4	21.1	240.5	381.0	32.5	413.5
	合计	308	22.6	330.6	452.8	42.7	495.5	760.8	65.3	826.1

资料来源：张耀光、吴士勇：《中国居民归因于吸烟的疾病直接经济负担分析》，载《中国医院统计》2021年第3期，第245-249页。

（二）疾病间接经济负担测量

疾病间接经济负担的测算关键是计算损失工作时间的有效价值。常见的测算方法有人力资本法（human capital approach）、磨合成本法（friction cost approach）等。

（1）人力资本法：是根据患者损失时间所引起的收入减少来测算间接经济负担的方法。常用的测算方法有3种。

①用工作或市场劳动力价值测算。此方法反映了劳动者对社会贡献的大小，通常采用工资总额或平均工资进行测算：

$$间接经济负担 = 年人均工资 × 损失工作人年数 \quad (6-38)$$

$$损失工作人年数 = 计算区间内的人口总期望寿命 - 死亡或残疾时间 \quad (6-39)$$

式中，死亡或残疾时间是指在计算区间内，死亡后到计算终点的时间或残疾失能持续的时间。残疾时间可利用病残率或残疾率进行计算。

② 用人均国民收入或人均净产值测算，计算公式如下：

$$间接经济负担 = 误工时间(天) \times 人均国民收入 \div 365 \tag{6-40}$$

③ 用人均国民生产总值测算。该方法是目前较为合理的人力资本计算方法，以人均国民生产总值为基础，计算各疾病由时间损失所带来的社会经济损失，计算公式如下：

$$间接经济负担 = 损失时间 \times 人均国民生产总值 \tag{6-41}$$

式中，损失时间指标可以是前文所提及的缺勤天数、休工天数、平均卧床时间、两周患病持续天数和两周患病休工天数等。

此外，还可以计算各疾病因潜在寿命损失年（YPLL）或伤残调整生命年（DALY）损失所带来的间接经济负担，计算公式如下：

$$间接经济负担 = 人均国民生产总值 \times YPLL$$
$$（或 DALY） \times 生产力权重 \tag{6-42}$$

考虑到各年龄组生产力水平的不同，可给予一定的权重。目前多采用 Howard Nelch Barnum 或 Christopher J. L. Murray 提出的生产力权重。Howard Nelch Barnum 将 0～14 岁、15～44 岁、45～59 岁、60 岁及以上人群的生产力权重分别赋值为 0.00、0.75、0.80 和 0.10。而 Murray 将 0～14 岁人群的生产力权重赋值为 0.15，其他年龄组的生产力权重赋值与 Howard Nelch Barnum 保持一致。此外，我国学者也指出，可通过本土化的人群调查，获得人口经济学信息，以此提出适合我国国情的生产力权重。

值得注意的是，在采用人力资本法计算未来收入损失值减少时，应进行贴现折算，并考虑未来每年收入按一定比率增长的可能。人力资本法的应用最广泛，但也存在一定缺陷：一方面是以人均国民收入替代个人劳动价值，忽略了个体间劳动价值的差异；另一方面，将生命价值等价于劳动价值，忽略了生命的其他重要价值、属性及状况，如生命质量、精神状态、心理压力水平等。

下面以中国疾病预防控制中心的一项研究为例，介绍人力资本法的测算思路。该中心利用 2012 年全国疾病监测系统死因监测数据、《中国统计年鉴 2013》与 2010 年的中国人口普查数据，以及 WHO 生命表等数据，采用人力资本法对 2012 年我国各类疾病相关过早死亡的间接经济负担进行估计。测算方法是：首先，计算各年龄组个体过早死亡的人均间接经济负担，用各年龄组个体在期望生存年限的平均总收入现值（present value of lifetime earnings，PVLE）表示；然后，计算各年龄组因 d 疾病过早死亡个体的 PVLE 之和，以求得总人群 d 疾病相关过早死亡的间接经济负担。采用如下公式进行计算：

$$PVLE\ per\ capita_{(a)} = \sum_{a=s}^{n} \frac{(L_a \times I_a)}{(1+r)^{(a-s)}} \qquad (6-43)$$

$$d\ 疾病相关过早死亡的间接经济负担 =$$
$$\sum_{a}^{74} (PVLE\ per\ capita_{(a)} \times a\ 岁人群总人数 \times$$
$$a\ 岁人群 d\ 疾病死亡率) \qquad (6-44)$$

式中，s 为当前年龄；n 为 s 岁人群的期望寿命；L_a 为年龄为 a 岁的人群的劳动参与率；I_a 为年龄为 a 岁的人群的年人均收入；r 为折现率。本案例中，75 岁及以上人群的劳动参与率设为 0。

测算结果显示，2012 年我国慢性病相关过早死亡所致间接经济负担最重，达 2954 亿元；其次为伤害，相关过早死亡的间接经济负担达 1089 亿元；全死因过早死亡所致间接经济负担为 4251 亿元，约占同期 GDP 的 8‰。

（2）磨合成本法。磨合成本法通过估计磨合期的持续时间和磨合期间的生产损失价值（或保持正常所需成本）来测算间接经济负担。磨合期是指从患者患病后离开岗位到其他人完全胜任该项工作的时间跨度。该方法认为疾病的间接经济负担只发生在磨合期内，因此通常会低估疾病间接经济负担。对患者来说，间接经济负担通常发生在从患病后到康复前的所有时间内，而不只是磨合期。因此，该方法不适合从患者角度研究疾病间接经济负担，更适合于从雇主角度核算疾病间接经济负担。

（3）其他方法。① 隐含法：根据相关领域中现有的某些规定来测算间接经济负担，比如用人寿保险赔偿规定等估算因病或死亡给社会带来的经济损失。② 培养法：计算将一个人培育成劳动力或养育到一定年龄所需要的费用，并把它作为疾病或死亡造成的经济损失。这种方法多用于估算未成年人或刚参加工作的年轻人死亡给社会造成的经济损失。③ 市场替代法：在评价非市场生产力的损失时，可用市场替代方法。比如估计家务劳动损失时，可假定家务劳动价值与聘请专人做家务劳动的费用一致。

值得注意的是，疾病间接经济负担测算所需的资料一般无法通过医院进行收集，只能通过查询政府部门官网，或向社会经济部门相关人员、患者及其亲友进行询问调查获取。常用的调查方法有回顾性调查和追踪性（随访）调查两种，二者各有优劣。采用不同数据来源、调查方式、测算方法所得到的测算结果可能存在差异，因而其测量结果不具有可比性。如需准确测量疾病间接经济负担，可综合考虑不同来源的数据，结合研究目的选择合适的测算方法对其予以估计。

（三）疾病无形经济负担测量

疾病无形经济负担是指患者及其亲友因病在心理上、精神上和生活上遭受到痛苦、忧虑等，从而导致其生存质量低下而产生的无形损失。随着人类医学模式的转变和人们健康意识的提高，疾病无形经济负担成为疾病负担综合评价中重要而不可或缺的内容，应当对此予以关注和重视。把与健康相关的心理和精神压力等生存质量问题从疾病负担中分离出来，能更清晰、更全面地把握疾病负担的概念，使疾病负担评价内容更加全面、完整和深入，对卫生政策的制定有着积极且重要的意义。关于疾病无形经济负担的具体特点，在本书第二章第三节经济负担测量的传统指标中已说明，目前疾病无形经济负担的定量评估方法，除前文提及的支付意愿法、人群健康综合测量指标法外，还有生命量表法、观察访谈法等。

1. 支付意愿法

支付意愿法的本质是通过观察或询问人们对健康损害的减少（或增加）所愿意支付（或补偿）的货币金额大小，来反映人们对健康损失的潜在价值的评判。资料收集的方法有两种：① 显示偏好法：通过观察个体对有关健康危险因素所采取的行动，推测其用货币来换取健康结局的意愿。② 表达偏好法：利用调查表来获知个体的支付意愿。虽然该资料收集方法能更准确地体现健康的价值（包括寿命长短、生存质量等），但在假定条件下采集数据，调查结果往往存在主观性，而且被调查者愿意支付的最高总价格和实际支付的总费用之间可能存在差距，从而导致高估实际的无形经济负担。

支付意愿法的具体实施以条件估价法（CVM）运用最为广泛和成熟。CVM 的定义可参见第二章第三节。下面简略介绍 CVM 的操作流程。具体来说，在基于 CVM 的无形经济负担估算中，可综合应用开放式估价（open-ended valuation）、重复投标式（iterative bidding game）、支付卡式（payment card）等问卷引导技术来设计支付意愿条目。具体思路是：① 向患者解释相关疾病造成的压力和心理负担，主要包括痛苦、精神心理压力、外界歧视、对家庭关系的影响等；②让患者对支付意愿值进行估计，在假设压力和心理负担可消除的前提条件下，询问患者最多愿意支付多少金钱来避免健康损害。开放式估价法要求患者直接说出最大支付意愿值；若患者不能回答，则采用重复投标式询问；支付卡式则要求患者根据自己的最大支付数额，从支付卡给定的一系列数值中选择相应的最大支付意愿定量值，问卷设置的支付卡数值可根据预调查确定。

虽然支付意愿法在疾病无形经济负担的测量中具有较好的应用价值，但国内外研究均未广泛推广基于支付意愿法的疾病无形经济负担评价方法。一方面，此方法要求被调查对象具有一定的文化知识水平，现场调查对象比较难达到这一要求。另一方面，疾病无形经济负担的货币化过程还存在一定技术障碍和操作难度。疾病无形经济负担是指患者及其亲友因病在心理上、精神上和生活上遭受到痛苦、忧虑等，从而导致其生存质量低下而产生的无形损失。这种定义在实际调查中往往较难被患者及其亲友理解，导致部分研究中的患者及其亲友倾向于认为无形损失无法用金钱来精确衡量，使得无形经济负担的测算出现偏差。

2. 人群健康综合测量指标法

该方法运用相关的健康期望指标和健康差距指标，将疾病引起的疼痛、悲伤和生存质量的降低等无形经济负担进行等级化和货币化。

（1）质量调整生命年（QALY）。

由于生存质量不仅考虑了生理上的变化，还考虑了心理上、精神上的影响，而且该指标允许使用比 0 更小的权重值来反映比死亡更差的状态，故可以更全面描述疾病的无形经济负担。其衡量的价值包括两个部分：① 未来可预知的工作价值；② 疼痛、痛苦、悲哀、同情和丧失生存质量的价值。未来工作损失的价值是可预知的，扣除它便是无形价值。

运用 QALY 衡量无形经济负担时常与生存质量量表配合使用，量表可根据疾病对人群健康的影响情况，以及疾病的特点，通过生理、心理、社会功能状态、主观偏好及满意度等维度的量化评价，与 QALY 结合来测量无形经济负担的大小。QALY 测量法易于理解，但 QALY 的效用值测量难度较大，需要个体水平的资料，且计算比较复杂，故在以人群为单位的日常测量评价工作中其应用较少。QALY 的具体测算方式可参见本书第二章第三节关于生存质量指标的描述。

（2）潜在寿命损失年（YPLL）及其相关指标。

1982 年，美国 CDC 提出潜在寿命损失年（YPLL）的概念。YPLL 又称减寿年数，是用疾病造成的寿命损失（即减寿年）来评价不同疾病所造成的负担大小。它衡量了死因对一定年龄内某人群可能造成的寿命损失或危害程度；而且，YPLL 考虑了死者的年龄，反映了不同年龄层的死亡对人口生命数量造成的损失，并以人年为单位进行估计。这一指标突出了"早死"比"晚死"的危害更大，能直观地反映出疾病危害的严重程度，较死亡率等传统指标更趋准确、合理。具体的测算方法可参见本书第三章第二节关于健康负担测量指标的描述。

此处提供一个关于 YPLL 指标的案例，以便读者理解。在浙江绍兴市的一项恶性肿瘤研究中，研究者选择了 YPLL 及其相关指标作为评价疾病无形经济负担的指标，为客观评价各种疾病造成的无形经济负担架起相互比较的桥梁。其中，YPLL 相关指标还有平均期望寿命、去死因期望寿命、平均潜在寿命损失年（AYLL）和平均潜在工作损失年（AWYLL）等。该项研究发现，2008 年绍兴市户籍居民恶性肿瘤 YPLL 居全死因 YPLL 首位。结果提示，恶性肿瘤不仅造成劳动力损失，而且降低了人均期望寿命，给经济建设和社会资源带来较为严重的损失。其次，居民平均期望寿命为 77.66 岁，已进入全球发达国家平均期望寿命前列。而且，推算的去恶性肿瘤死因平均期望寿命上升为 80.83 岁，比全死因期望寿命增长 3.17 岁，即如果能控制因恶性肿瘤所致的死亡，人们可明显延长期望寿命。对不同部位的恶性肿瘤的 AYLL 和 AWYLL 统计分析结果均表明，白血病、宫颈癌、乳腺癌和鼻咽癌是引起早死的主要恶性肿瘤，且其造成的平均潜在寿命损失的构成和死亡率构成明显不同，提示部分类别肿瘤导致死亡的年龄更年轻，对居民生命健康和工作能力的影响更大。恶性肿瘤导致的过早死亡是威胁劳动力人口健康、造成潜在寿命和工作能力损失，以及持续无形经济负担的重要原因之一。

综上，对疾病无形经济负担的分析应综合考虑死亡和伤残所导致的健康生命损失，这类综合指标在衡量人口健康水平、指导卫生政策评估等方面也发挥了越来越重要的作用。

3. 生命量表法

量表法是根据疾病对人群健康的影响情况及疾病特点，充分考虑生理、心理、社会功能状态及主观偏好和满意度等维度，测量出无形经济负担的大小。常用的量表有 36 条目简明健康调查表（SF-36）、欧洲五维生存质量量表（EQ-5D）、生存质量指数（quality of well being index，QWB）量表、疾病影响程度量表（sickness impact profile，SIP）、世界卫生组织生存质量测定量表（WHOQOL）等，具体内容参见本书第五章。

这里仅以广泛使用的 SF-36 生存质量量表为例，并以胃食管反流病（GERD）为案例，阐明量表法在无形经济负担测量中的应用。SF-36 量表共包括 8 个维度，即生理功能（physical functioning，PF）、生理职能（role-physical，RP）、躯体疼痛（bodily pain，BP）、总体健康（general health，GH）、活力（vitality，VT）、社会功能（social functioning，SF）、情感职能（role-emotion，RE）和精神健康（mental health，MH）。用李克特累加法（即常见的李克特5 级评分法，其为测量量表的一种常用设计方法，即把某维度某条目的调查选项设置为 5 项，由低到高分别赋值 1～5 分，然后基于评分加总的方式获得某条目的总评分。换言之，在研究中把属同一构念的项目用加总方式计分，以实现量表维度和条目的评分），将每位被调查者不同维度各题的回答所得分数加总，按最后题值计算SF-36 量表原始分数，再用标准公式计算转换分数：转换分数 =

（原始分数 – 最低可能分数）/可能分数范围 × 100。分数为 0 ～ 100，0 分为最差，100 分为最好。就 GERD 而言，该病虽然属于非致命性疾病，但因其病程长，症状谱广，具有反复发作等特点，因而可严重降低患者生存质量。在针对 GERD 开展的疾病负担研究中，多采用 Pearson 相关分析与多元回归分析方法探究 GERD 患者的 SF-36 评分，评估 GERD 患者的生存质量影响因素，以寻找能明显改善其生存质量并缓解无形经济负担的合理、科学的治疗方法。

此外，欧洲生存质量小组（The EuroQol Group）研究开发的 EQ-5D 生存质量量表问卷包括 EQ-5D 描述系统和 EQ VAS（visual analogue scale）可视标度尺。EQ-5D 量表通过引入行动（mobility）、自我照料（self-care）、日常活动（usual activities）、疼痛/不舒服（pain/discomfort）和焦虑/抑郁（anxiety/depression）5 个维度的评价，实现对健康水平的全面描述。其中，每个维度可分设 3 个功能水平（EQ-5D-3L）或 5 个水平（EQ-5D-5L）。根据 5 个维度的概率转移矩阵可获得健康效用指数（health utility index）。此外，EQ VAS 可视标度尺还可用于记录被调查者的自评健康得分，具体是在 0 ～ 100 的垂直刻度上以可视模拟的形式实现。

下面以具体案例进一步介绍 EQ-5D 量表在无形经济负担评价中的应用。在我国的一项主要出生缺陷疾病的无形经济负担研究中，研究者采用 EQ-5D 量表测算唐氏综合征和先天性心脏病患者的直接照料者的生存质量。研究结果提示，出生缺陷给患者家庭成员造成了较大的疾病无形经济负担。芬兰学者同样使用了 EQ-5D 量表对帕金森病患者的疾病经济负担进行测量。分析结果提示，帕金森病所带来的无形经济负担相当沉重。

由以上案例可见，不同生存质量量表的使用着实丰富了无形经济负担评价的方法，弥补了单一方法的缺陷和不足。然而，需要指出的是，无形经济负担评价往往涉及不同人群，对其进行生存质量量表的测量可能需要因人群而异，至于所选量表是否适用于特定患者的临床研究也还需要进一步验证。因此，在人群中推广应用某生存质量量表之前，还应对其在该人群中的信度和效度进行验证和评价。

4. 观察访谈法

观察访谈法是指研究人员通过观察或者有计划地与研究对象进行交谈，直接感知研究对象的实际情况，以了解研究对象对疾病和健康事件的相关认知的一种资料收集方法，分为结构性访谈和非结构性访谈两种方式。调查中多采用半结构式访谈的方式。

许多采用观察访谈法进行疾病无形经济负担的研究常采用"扎根理论"（grounded theory）方法进行资料整合，即分别将后一个访谈者的内容与前一个访谈者的内容进行比较，形成假设，以此类推，一方面检验原先形成的假设，另一方面对原先的假设进行修正，最终形成实证的理论。在整个分析过程中，首先对访谈对象回答的内容予以初步描述，进行归类，形成主题和概念；然后在获知描述性概念和主题的基础上，进行构建性分类，解释描述性分类特征，分析各主题和概念之间的关系；最后形成核心概念或主题，并解释相关现象。从描述性分类至形成核心主题的过程中，应用"扎根理论"中"持续比较"的核心方法对概念和主题进行归纳和总结，再经过浓缩、扩展和整理，以确定核心概念和主题涵盖所有访谈内容。

疾病无形经济负担是完整的疾病负担评价中不可缺失的一部分，但是到目前为止，大部分的研究只关注疾病的直接经济负担和间接经济负担，对无形经济负担不做估算。首先，就研究病种而言，目前相关研究仅关注一些罕见疾病，缺少对于与全球健康密切相关的重大传染病和慢性病的无形经济负担研究，且多数研究的深度和广度仍有欠缺。随着信息收集技术的改善和方法学的完善，应逐步拓宽疾病无形经济负担的评价内容。其次，关于疾病无形经济负担的研究还不够完善，目前的研究多属于验证性和争议性并存的探索性研究，暂未形成统一成熟的思路、方法和评价体系。随着疾病模式的转变，亟须开展无形经济负担的指标体系研究，特别是需要构建综合、易于理解且合理的指标与价值评判体系，促使无形经济负担的评价指标不断完善和发展。

（四）其他定量方法

本节前述内容不时提到"成本"二字，例如"成本分析""磨合成本""成本－效果""成本－效益"等。在疾病负担研究和卫生经济学领域，成本的确是各国政府和医疗卫生系统都甚为关注的议题。与成本相对应的，还有"效果""效益""效用"等概念。现对有关概念及其分析方法作简要介绍（表6－3－3）。

表6－3－3　四类常用卫生经济学分析方法的比较

	成本－效果分析	成本－效益分析	成本－效用分析	成本最小化分析
优点	结果易于解释	直观易懂，具有普遍性	综合考虑人们的意愿、偏好和生存质量等方面	计算与指标选择较为方便
缺点	不同类型卫生项目之间难以比较	以货币单位衡量生命和健康，评价范畴较单一	通用的生存质量指标不能反映某些疾病的特殊性	需证明两个或多个卫生项目所得结果之间的差异无统计学意义
评价指标	健康产出（如高血压患者的诊治率、规范管理率等）	货币（金额）	生存质量指标	货币（金额）

1. 成本－效果分析

（1）核心定义。成本－效果分析（cost-effectiveness analysis，CEA）是一种评价一项或多项干预措施的成本和健康结局的方法。它将一种干预措施与另一种干预措施（或现状）进行比较，通过估计获得一个单位的健康结局所需的成本，来实现分析目的。其中，我们把成本与以自然单位衡量的某健康结局（例如，每挽救的生命数及每增加的生命年数）进行比较。因收集有效数据的成本往往太高，耗时太长，许多成本－效果分析的数据收集依赖于现有已发表文献。若收集的成本数据存在不确定性区间（uncertainty interval），可引入敏感性分析探究成本－效果的不确定性变异。

（2）常用方法。1）对成本－效果分析方法的选择，主要依据三个方面：① 当各个卫生项目的成本基本相同时，选择效果最大的方案（如延续生命年数最长的治疗方案或可改善人群健康产出的卫生干预方案等）。② 当各个卫生项目的效果基本相同时，选择成本最小的方案（如每延续生命一年所花费的货币数最少的方案）。③ 当各个卫生项目均不受成本和效果约束时，将一种干预措施与其他可替换的干预措施进行比较，选择成本效果比最小（即成本最小，效果最大）的方案。2）多个效果指标的处理方法。卫生防治项目的效果指标有时不止一个。当有多个效果指标需要比较时，不同卫生防治项目之间的比较就变得不方便。在这种情况下，决策者需要采取适当的办法简化效果指标，使成本－效果分析变得更为有效。具体需要考虑如下三个方面：① 尽量精简卫生防治项目的效果指标。② 精选效果指标，去掉不能较好满足实际条件的指标。③ 当效果指标较多时，可根据各效果指标对卫生防治项目的重要程度予以权重赋值，将各效果指标换算成综合性指标，用于不同卫生防治项目之间的比较和评价。

（3）敏感性分析。成本－效果分析的变量往往很难被准确测出，故需要开展敏感性分析，来探究相关效果指标的变异情况。例如，收集的数据常常存在不确定性，直接影响成本测算的可靠性。分析者应该根据成本－效果分析参数的取值区间来估算并观察结果是否受影响。一般来说，进行敏感性分析时，要先找出敏感性因素，分析敏感性因素变动的原因，再对各种参数设立不确定性区间，从而达到准确分析成本－效果的目的。

2. 成本－效益分析

（1）核心定义。成本－效益分析（cost-benefit analysis，CBA）作为一种经济决策方法，与成本－效果分析不同，其可以用精确的量化指标来比较研究事件的优劣。效益可以分为有形效益和无形效益。有形效益包括可衡量的财务指标，如因决定执行一个项目而获得的收入或节省的成本，无形效益包括无形的成本或决策所带来的影响，如机构人员的积极性和服务对象的满意度等。随着社会与经济的发展，卫生政策决策者越发重视卫生防治项目的经济和社会效益，而成本效益分析恰恰能满足这一评价要求。

（2）常用方法。成本－效益分析与评价的方法分为三种情景：相互独立的情景、相互排斥的情景以及相互依赖的情景。①相互独立的情景。独立的卫生防治项目可以单独执行，也可以同时执行，选择或拒绝某一项目与其他项目的选择无关。②相互排斥的情景。互斥项目中，对两个项目只能选择其一。一般要求从中选择最优项目来执行。③相互依赖的情景。通常把两个项目看作一个整体，再研究它们与其他的项目的差异。

（3）常用指标。①成本效益比。成本效益比是指与某一卫生防治项目相关的成本与收益之比。它通常又被称为效益成本比，在这种情况下，这个比率是效益与成本之比，而不是成本与效益之比。由于成本和效益都可以用货币表示，因此这些比率也可以用数字表示。成本效益比率或效益成本比率可用于定量比较不同项目的优劣。具体来说，通过计算各个卫生防治项目的相应效益和成本，然后用总效益除以总成本，得到该特定选择的效益成本比。在对所有卫生防治项目进行效益和成本的计算后，选用最少成本且能提供最大效益的卫生防治项目。②机会成本。在许多卫生防治项目中，开展成本－效益分析会将机会成本引入决策过程中。机会成本是指由于一个选择或决定而放弃或错过的机会。将机会成本考虑在成本－效益分析中，使决策者能够权衡各选项的利弊，而不仅仅局限于对当前选择的考虑。③净现值收益法。净现值的计算公式为：

$$NPV = \sum_{i=1}^{n} \frac{CF_i}{(1+r)^i} + CF_0 \qquad (6-45)$$

式中，NPV 是净现值，CF_i 是每一期的现金流入，CF_0 是最初的资金投入，r 是期间利率水平。

1）当 $NPV > 0$ 时，说明该卫生防治项目在满足基准效益率要求的盈利之外，还能得到超额效益，故该卫生防治项目可行。

2）当 $NPV = 0$ 时，说明该卫生防治项目基本能满足基准效益率要求的盈利水平（即获益水平），卫生防治项目可行但有待改进。

3）当 $NPV < 0$ 时，说明该卫生防治项目不能满足基准效益率要求的盈利水平（即获益水平），故该卫生防治项目不可行。

（4）局限性。在开展成本－效益分析时，相关测量指标和参数包括未来的预期收入、替代效益率、预期成本和未来预期获益额等。如果这些指标和参数中有测量偏误，那么成本－效益分析结果的准确性将受到影响。

3. 成本－效用分析

（1）核心定义。成本－效用分析（cost-utility analysis，CUA）综合考虑寿命年数和生存质量两方面，以衡量卫生项目或治疗措施的效率。经典衡量指标主要采用质量调整生命年（QALY）。效用是指通过采取不同卫生防治项目，对人口健康状况进行改善，提高医疗体系满意度的整个过程。与成本－效益分析不同，成本－效用分析以单一类型的健康结局来表示不同卫生防治项目的价值。

成本－效用的高低一般通过成本和效用值的测量来客观衡量（效用的衡量指标是 QALY，该指标的具体测算方法可参照本书"第二章第三节"中的式2-30）。成本－效用反映单位效用值所支付的成本代价。当不同卫生防治项目的成本相等时，以效用值高的项目为优；当不同投资项目的效用值相等时，以成本低的项目为优。成本–效用分析不仅以客观测量指标作为测量参数（如常见临床生物诊断指标），同时还可考虑患者对自身健康状况的满意程度与主观自评，所以成本–效用分析可以更综合地体现卫生防治项目对改善人口健康状况的价值。

（2）常用指标。①质量调整生命年。质量调整生命年是衡量健康状态的经典指标之一，如本书第二章第三节所述，其将生命的持续时间及生存质量的变化结合起来，是某健康状态下存活年数与该状态下健康效用值（health utility index，HUI）的乘积。QALY的估算步骤有三步：一是描述健康状态，通常是描述当前的健康状态；二是建立健康状态的评分值，即健康相关生存质量权重，常常通过量表等测量工具建立；三是整合不同健康状态的评分值，以体现其对 QALY 的影响。成本–效用分析的优势主要体现在，使用 QALY 可综合反映寿命数量的长短和生存质量的好坏。基于 QALY 的成本–效用分析也能促使不同卫生干预措施和政策之间的客观比较。但成本–效用分析的生存质量的测量指标往往比临床指标更主观。

健康相关生存质量（HRQOL）能反映个人对自身健康的评判，反映特定健康状态，可基于 EQ-5D、SF-12、SF-36 等量表测量确定。例如，欧洲五维生存质量量表 EQ-5D 包括 5 个维度：活动能力、自理能力、日常活动、疼痛/不适、焦虑/抑郁。采用 EQ-5D 量表对患者进行面访，由患者对自身健康状态的 5 个维度进行自评，并为每个状态赋分，从而估算个体化的 HRQOL 评分（以 EQ-5D 量表为例，其综合评分的取值范围为 0 ～ 1，0 即最差健康水平或死亡，1 即处于完好健康水平）。HRQOL 评分本质上是健康权重，故可用于推算某个健康状态的 QALY（详见第二章第三节）。举例来说，如果用于心脏衰竭干预的某个医疗产品以 0.8 的生存质量（HRQOL 权重）延长一个人的寿命 6 年，那么它将产生 4.8（即 6 ×0.8）个 QALY 寿命年的增益。

②伤残调整生命年。伤残调整生命年（DALY），如本书第二章第三节所述，其计算主要依赖于疾病的年龄别发病率、患病率、死亡率等流行病学率资料，以及综合考虑平均发病年龄与病程，因此应尽量保证资料收集的准确性。根据不同病种 DALY 的分布，可以帮助决策者确定高危病种和重点人群，为确定防治重点提供重要依据。在成本 – 效用分析中，可计算不同卫生防治项目每增加一个 DALY 所需要的成本，从而更有针对性地确定重点疾病的防治优先次序与干预手段。

（3）适用条件。①当健康相关生存质量是卫生防治项目的重要结果或是其中一个重要结果时。②当卫生防治项目同时影响死亡率和患病率，而决策者希望使用一种通用的测量指标综合评价各项目的影响时。③当地方的卫生防治项目需要和全球或者全国的卫生防治项目结果进行比较时。④当决策者希望与已经开展的成本 – 效用分析做比较，或与已按 QALY 成本核算的其他卫生防治项目做比较时。

成本 – 效用分析方法既适用于同种疾病的不同干预项目的直接经济学评价和比较，也适用于不同疾病的不同干预项目之间的经济学评价和比较，因此，其在医疗卫生领域的应用较广。

4. 成本最小化分析

（1）核心定义。成本最小化分析（cost-minimization analysis, CMA）是指决策者在卫生防治项目的效果、效益和效用基本相同的情况下，比较不同卫生防治项目的成本，并选择成本最小的项目的分析方法。由于大多数卫生防治项目的结果无法事先知晓，因而很难在项目计划阶段就开展成本最小化分析。因此，前瞻性的经济学评价分析甚少从成本最小化分析开始。然而，当卫生防治项目所带来的卫生健康结局被确证是大致相同时，成本最小化分析可作为一种备选分析方法。

成本最小化分析是成本 – 效益分析的特殊形式，适用于对卫生健康结局没有任何差异的卫生防治项目的经济学评价。例如，静脉曲张存在两种不同的治疗方式（日间治疗和住院治疗），决策者可能会假设两种治疗方式的治疗结果没有差异，因此推荐首选成本最低的治疗方法。所以，在实际应用中，如果两种卫生项目的结果有一定概率出现差异，更谨慎的做法是进行成本－效益分析，并同时进行敏感性分析，以研判两种卫生项目的结果可能出现的差异，从而为循证决策提供依据。

（2）常用方法。①减少人力成本支出。随着人力成本的增加，卫生项目决策者可以通过控制人数的投入来减少人力成本支出。②控制物资采购成本。通过减少不必要的物资采购，比如只购买支持卫生防治项目实施的基本物资，达到尽力控制物资采购成本的目标。③提高运行效率。使用新科技手段或工具，对卫生防治项目的各个环节和流程进行优化，提升整体的运行效率。

第四节　本 章 小 结

本章主要侧重于介绍疾病负担研究的常用统计分析方法与工具，涉及两类核心统计方法，分别是疾病的健康负担测量方法与经济负担测量方法。第二节介绍了健康负担测量方法，内容既包括经典的比较风险评价方法的介绍，也涵盖时下应用广泛的综合暴露－反应模型和 Meta 回归方法的基本内容，特别是，以焦点议题——大气污染所致人群健康风险的评估研究为例，翔实地介绍了比较风险评价的逻辑思维与相关技术。第三节介绍了经济负担测量的有关方法，从定性和定量方法两个角度，详细介绍如何开展经济负担评估。此外，在经济负担评估定量方法的介绍中，阐述了直接经济负担、间接经济负担与无形经济负担等重要卫生经济学概念，阐明了相关测算方法与应用场景等。为丰富读者对经济负担的认识，拓展其对卫生经济学评价的了解，第三节在最后还系统整理了卫生经济学评价的四类成本分析方法。

综上，本章介绍的各类方法、统计模型、分析技术、研究流程等，对实际开展疾病的健康负担评估和经济负担测算，有极大的帮助和指导价值。

参考文献

[1] BARNUM H . Evaluating healthy days of life gained from health projects [J] . Social science & medicine, 1987, 24 (10)：833 –841.

[2] BORENSTEIN M, HEDGES L V, HIGGINS J P T, et al. Introduction to meta-analysis [M]. Chichester：John Wiley & Sons, 2009.

[3] BORNETT R T, POPE C A, EZZATI M, et al. An integrated risk function for estimating the global burden of disease attributable to ambient fine particulate matter exposure [J]. Environ health perspect, 2014, 122 (4)：397 –403.

[4] DAVIDSEN J R, MIEDEMA J, WUYTS W, et al. Economic burden and management of systemic sclerosis-associated interstitial lung disease in 8 European countries：the BUILDup delphi consensus study [J]. Advances in therapy, 2021, 38：521 –540.

[5] GREENLAND S, LONGNECKER M P. Methods for trend estimation from summarized dose-response data, with applications to meta-analysis [J]. American journal of epidemiol, 1992, 135 (11)：1301 –1309.

[6] MURRAY C J L, KREUSER J, WHANG W. Cost-effectiveness analysis and policy choices：Investing in health systems. [J]. Bull world health organ, 1994, 72 (4)：663 –674.

[7] VOUK K, BENTER U, AMONKAR M M, et al. Cost and economic burden of adverse events associated with metastatic melanoma treatments in five countries [J]. Journal of medical economics, 2016, 19: 900 –912.

[8] PENG Z, RYAN B, REED J D, et al. Trimmed constrained mixed effects models: Formulations and algorithms [J]. Journal of computational and graphical statistics, 2021, 30 (3): 544 –556.

[9] 郝元涛, 陈心广. 全球健康研究方法 [M]. 北京: 人民卫生出版社, 2017.

[10] 徐畅, 张永刚, 韩芳芳, 等. 剂量 – 反应关系 Meta 分析的方法学简介 [J]. 中国循证医学杂志, 2015, 15 (10): 1236 –1239.

[11] 黄静宇, 张超, 李胜, 等. 剂量 – 反应 Mcta 分析之限制性立方样条函数的应用 [J]. 中国循证医学杂志, 2015, 15 (12): 1471 –1474.

[12] 于云祥, 张超, 翁鸿, 等. 剂量 – 反应 Meta 分析之线性关系及分段线性回归模型的应用 [J]. 中国循证医学杂志, 2016, 16 (1): 111 –114.

[13] 王浩武. 中国冠心病疾病负担及医疗费用影响因素研究进展 [J]. 职业与健康, 2021, 37 (9): 1290 –1296.

[14] 马起山, 邹宇华, 张顺祥. 疾病无形负担的研究进展 [J]. 中国卫生经济, 2011, 30 (1): 89 –91.

[15] 陈文. 卫生经济学 [M]. 4 版. 北京: 人民卫生出版社, 2017.

[16] 程晓明. 卫生经济学 [M]. 3 版. 北京: 人民卫生出版社, 2020.

[17] 江启成. 卫生经济学教程 [M]. 北京: 中国科学技术大学出版社, 2020.

[18] 杨娟, 冯录召, 郑亚明, 等. 中国 2012 年疾病相关过早死亡的间接经济负担估计 [J]. 中华流行病学杂志, 2014, 35 (11): 7.

第七章　疾病负担领域其他相关问题

本章的内容是对前述章节内容的补充和完善。

本章第一节将介绍疾病负担研究所需的数据，包括死因数据、患病数据、危险因素数据、经济学数据和国内其他数据源等，分别对这些数据的来源、现状和特征等不同方面进行阐述。作为针对人群健康损失和经济损失测量的医学科学研究，疾病负担研究的对象涉及人，在研究过程中必然会出现伦理问题，故本章第二节将对疾病负担测量所涉及的伦理学问题进行详细介绍。作为第二节内容的扩展，第三节将为读者展示疾病负担研究的伦理审查过程，详细讲述在研究设计、执行、结题和成果发表等阶段接受生物医学研究的合规性和伦理学合理性审查的内容，为疾病负担研究提供伦理学的参考指导。

第一节　疾病负担研究所需的数据

一、死因数据

人群死亡水平和死因分布是反映一个国家和地区居民健康状况的重要指标，其中由死因数据产生的指标——孕产妇死亡率（maternal mortality rate，MMR）和 5 岁以下儿童死亡率（under-five mortality rate，U5MR）是联合国千年发展目标的重要指标，是反映国家和地区经济、社会和文化发展水平的重要信息，可以为国家制定社会经济发展目标和卫生政策提供科学的依据，同时也可为社会学、人口学、医学等相关研究提供基础支撑。对死亡资料的收集属于基础而重要的疾病防控工作之一，是目前国家疾病预防控制体系的职能之一。通过建立死因数据的登记、监测和报告制度，持续并系统地收集人群死亡资料，进行综合分析，不仅有利于居民死亡原因统计和报告工作的开展，而且有利于人口死亡水平、原因、变化规律和疾病负担的研究。鉴于死因监测数据是疾病负担研究的重要数据来源之一，接下来对我国的死因监测系统发展情况、死因监测数据收集方式、死因数据的正确性及相应数据的质量控制和清洗进行介绍，为读者理解和使用死因监测数据提供重要参考。

（一）死因监测系统的发展

卫生部死因登记系统始于 1957 年，当时各地卫生行政部门以自愿参加为原则开展死因登记工作。死因登记系统刚开始覆盖的地区包括北京、上海、天津、哈尔滨、武汉等大城市。自 1975 年开始，在全国肿瘤死因回顾调查的基础上，部分县也参与到死因报告工作中，死因登记系统覆盖的调查地区和人口规模逐年扩大。2014年，国家疾病预防控制中心在全国层面上整合了原有的卫生部死因登记系统、全国疾病监测系统等疾病报告系统，在国家级或省级监测点的基础上，抽样并建立了涵盖 605 个县（区）的新监测点网络，监测点广泛分布在全国 31 个省（自治区、直辖市），覆盖3.23 亿人口，约占全国总人口数的 24.3%。与此同时，我国死因监测系统的死因分类标准也做到了与时俱进，严格遵照最新的国际疾病分类（ICD）标准开展死因分类工作。例如，自 2019 年 3 月开始，我国已全面要求使用国际疾病分类第十一版（ICD-11）的疾病分类标准。

（二）死因监测数据的收集方式

1. 主动监测

主动监测指依据固定的工作流程和规范，主动地收集死亡时间、原因等信息，一般在卫生系统内部的各级医疗机构如妇幼保健机构、社区卫生服务中心、乡镇卫生院等，以及部分政府行政机关如公安部门、民政部门等进行信息收集。目前，全国大部分地区采用这种方式开展人口死因监测工作。

对于医院内死亡可通过查询出院信息、科室死亡登记、抢救记录、死亡病案等原始登记材料，查找死亡病例的信息。由本级机构医生填写《居民死亡医学证明（推断）书》（以下简称《死亡证》），并留存于填写机构以备核查。至于医院外的死亡，若是非正常死亡，一般由农村乡镇卫生院或城市街道社区卫生服务中心主动向同级公安、民政、计生、妇幼等部门或机构收集辖区内死亡信息，同时开展死因调查，填写《死亡证》并上报，《死亡证》同样须留存于填写机构以备核查。而在农村偏远地区，则由村医每月主动收集本村的死亡信息，并协助上级乡镇机构登记和上报。

另外，我国实行漏报调查制度，这种事后查漏补缺是主动监测的一种辅助形式。通过回顾性调查获取未能掌握的个体死亡信息，由此估算人群的总体死亡水平。具体工作包括：一是由县（区）级疾控中心与民政部门（殡仪馆、火葬场）、公安局（户籍管理部门）、妇幼机构等沟通，核对月度死亡信息，并向街道反馈核对结果，查漏补缺；二是由乡镇卫生院/社区卫生服务中心与村医（村委会）、街道民政部门、派出所、妇幼机构、计生部门等核对死亡明细，按月开展查漏补缺工作。

主动监测的优点是死亡信息的获取、流转、质控等关键环节以各级卫生健康行政部门为主，相对容易协调和掌控，工作开展相对较灵活；缺点是容易产生漏报，且监测成本较高。

2. 被动监测

被动监测指下级单位或受法律法规约束的相关单位必须向上级单位报告监测数据，而上级单位被动接受监测数据的死因监测模式。开展该监测模式的代表性城市是上海。

正常死亡类别中，若属于医院内的死亡，则由诊治医师开具《死亡证》并由死者家属带回户籍地以进行户口注销。户口注销由公安机关户籍管理部门执行，在登记死亡信息和开具《殡葬证》后，公安部门会要求死者家属提交《死亡证》，以备交付同级卫生部门存档核查。若属于医院外的死亡（排除非正常死亡），死者家属凭身份证明至属地社区卫生服务中心/乡镇卫生院开具《死亡证》，至公安机关户籍管理部门注销户口，公安部门登记死亡信息并提交至卫生部门，《死亡证》同样须交付卫生部门以作留存。对于非正常死亡，主要由公安部门在排除正常死亡情况后，经法医开具《死亡证》，《死亡证》须留存于公安机关户籍管理部门和卫生部门。

被动监测的优点是事件的善后处理都必须经过政府行政部门的审核参与，大幅度减少了漏报的情况，并且降低了劳动力成本和经济成本；缺点是整个死亡事件涉及的环节相对较多，协调工作涉及面广、难度大。

（三）死因数据的正确性

由于在中国社会经济的发展中，各地医疗卫生系统存在可及性差异与不平等性，同时也存在不同的民间风俗习惯和社会文化差异，因此，有少部分死者选择死于家中。遇到这种特殊情况，需要实事求是地开展死因调查，客观分析并做出合理的死因推断。因此，死因调查与死因推断显得尤为重要，二者的工作质量会影响死因数据的正确性和质量，进而影响死因研究的分析结论。

1. 死因调查

死因调查是一种回顾性调查，是死亡登记报告工作中必不可少的一个环节，其可以通过主动收集和获取与死者死亡相关的一切信息，明确死者死亡原因，合理推断死因顺序。例如，针对居家死亡的死因调查，需要在了解死者的基本情况之后，进行常规调查和重点系统疾病的深入调查。其中，常规调查内容包括既往史、现病史、治疗史、生活史等。同时，需要根据不同年龄组人群的发病特点及主要死亡原因，有针对性地重点开展各系统疾病的相应调查，包括传染病和寄生虫病、肿瘤、精神疾患、循环系统疾病、呼吸系统疾病、消化系统疾病等的调查。需要强调的是，通过实事求是地开展死因调查，客观分析调查所获得的资料，并较为科学地为死亡原因下结论，是进一步提高死亡登记报告工作质量的重要保证。

2. 死因推断

死因推断是以死因调查所获得的资料为证据，由临床专家、流行病学专家等对死亡原因做出较为科学的结论的过程。死因推断步骤包括从记录死者生前主要症状和体征的临床档案、死者生前所接受的实验室检查报告以及死者生前的临床治疗病案等中收集病史信息，并以所收集的死因调查资料为基础，进行病史的整理和分析，辅以病史描述、就医记录、吸烟饮酒信息等，综合做出最合理、可信的直接和根本死因推断。

（四）死因监测数据的质量控制和清洗

在死因报告工作中，存在《死亡证》填报不完整、报告的死亡原因不明确、填写不规范等问题。因此在收集死因监测数据之后、分析死因监测数据之前，首先需要对死因监测数据的及时性、完整性和准确性等方面进行评估；其次需要对收集的死因监测数据进行清洗，主要包括缺失变量核查、个案查重、年龄性别核查、病因链与死因链的逻辑核查等。

二、患病数据

患病数据既是传统疾病负担指标的重要组成部分，也是计算多种疾病负担指标如 QALY、DALY 等的基础。在大数据时代，高质量的患病数据库建设，对了解疾病变化趋势和规律、揭示人群可能病因与健康风险因素，以及评估疾病负担与指导政府决策等均具有重要意义。著名的 GBD 数据库覆盖了全球各国各种疾病的患病数据。此外，我国正逐步建立可全面覆盖传染病、慢性非传染性疾病及伤害等主要病伤的患病监测系统，其涵盖的区域和疾病种类也在不断扩大和增加，数据质量也在逐步提升。

（一）传染病数据

我国传染病监测以全国传染病信息网络直报系统为基础，各级各类医疗卫生机构为责任报告单位，其执行职务的人员和有关医护、个体从业者等均为传染病责任报告人。该系统仅针对法定报告传染病进行网络直报，当前法定报告传染病分三类，具体如表 7 - 1 - 1 所示。

表 7 - 1 - 1　法定报告传染病

分类	法定报告传染病病种			
甲类(2 种)				
	鼠疫	霍乱		
乙类(27 种)				
	新型冠状病毒传染病	传染性非典型肺炎	艾滋病	病毒性肝炎
	脊髓灰质炎	人感染高致病性禽流感	麻疹	流行性出血热
	狂犬病	流行性乙型脑炎	登革热	炭疽
	细菌性和阿米巴性痢疾	肺结核	伤寒和副伤寒	流行性脑脊髓膜炎
	百日咳	白喉	新生儿破伤风	猩红热
	布鲁氏菌病	淋病	梅毒	钩端螺旋体病
	血吸虫病	疟疾	人感染甲型 H7N9 禽流感	

续上表

分类	法定报告传染病病种		
丙类(11 种)			
感染性腹泻病	丝虫病	麻风病	黑热病
棘球蚴病	流行性和地方性斑疹伤寒	风疹	急性出血性结膜炎
流行性腮腺炎	流行性感冒（流感）	手足口病	

网络直报系统上报的传染病信息经审核、订正、查重后整理归档，信息利用实行分级分类管理。卫生健康行业内部实现数据互联共享，公民、法人或其他组织需要申请数据的，则须依照《中华人民共和国政府信息公开条例》有关规定向相关部门申请。各地港口/机场/铁路部门的疾病预防控制机构、国境卫生检疫机关、动物防疫机构及部队卫生部门等跨系统、跨行业的机构，如需要共享传染病监测信息时，须根据共享的监测信息范围，报相应级别的卫生健康行政部门批准后，由疾病预防控制机构提供数据给申请者。

对于法定传染病，大部分的急性传染病以报告发病率和发病数为主，但针对部分疾病也会报告有重要价值的患病数据，这类患病资料对评估疾病负担和优化医疗资源分配有重要参考意义。例如结核病，全国结核病流行病学抽样调查通过在国家范围内进行分层整群等比例抽样调查，先后在 1979 年、1984—1985 年、1990 年、2000 年和 2010 年开展了五轮调查，获得了我国结核病的患病基线数据。目前，已有文章公开发表部分轮次和省份的结核病流行病学调查结果。

（二）慢性非传染性疾病数据

慢性非传染性疾病（简称慢性病），是对一类起病隐匿、病程长且病情迁延不愈、缺乏明确传染性生物病因证据、病因复杂或病因尚未完全确认的疾病的概括性总称，主要包括恶性肿瘤、心脑血管疾病、慢性呼吸系统疾病和糖尿病等。

1. 肿瘤登记报告

肿瘤登记报告是国际公认的有关肿瘤信息的收集方法，主要采取被动监测方式收集数据。2002 年，我国建立了全国肿瘤登记中心，至 2020 年，我国肿瘤登记体系已覆盖 1152 个区县 5.98 亿人口，成为全球覆盖人口最多、国际广泛认可的肿瘤监测体系。我国主要针对恶性肿瘤和中枢神经系统良性肿瘤开展肿瘤监测，在全国肿瘤登记中心进行网络报告，经信息补充、查重剔除和随访更新后形成肿瘤数据库，并整理归档。国家癌症中心每年发布《中国肿瘤登记年报》，编制《中国癌症地图集》，建立了以县（区）为单位的区域性癌症流行情况共享数据库。

2. 中国居民慢性病与营养监测

中国居民慢性病与营养监测项目是以全国 605 个死因监测点为基础，采用多阶段分层整群抽样方法，在全国范围内抽取 302 个点开展中国成人慢性病与营养监测，其中抽取 100 个点开展中国居民心脑血管事件报告试点，抽取 125 个点开展中国居民慢性阻塞性肺病监测试点。从 2014 年开始，每 3 年完成 1 轮监测工作，并由国家和各省级卫生健康委员会适时发布监测结果。2020 年年底，国家卫生健康委员会召开《中国居民营养与慢性病状况报告（2020年)》发布会，公布了项目主要信息和成果，然而面向社会公开的报告尚未出版。

（1）中国成人慢性病与营养监测。我国于 2015 年和 2018 年先后进行了 2 轮中国成人慢性病与营养监测调查，每轮对超过 18 万名中国居民进行调查。该项目采取主动监测方式，综合采用体格检查、实验室检查和问卷调查等手段，调查我国居民高血压、糖尿病、脑卒中、冠心病、肾病、慢性阻塞性肺病等慢性疾病的流行情况。

（2）中国居民心脑血管事件报告试点。中国居民心脑血管事件报告采用被动监测方式，对急性心肌梗死、心脏性猝死、脑卒中等疾病开展长期、动态、持续的监测和信息采集，记录居民心脑血管事件的急性发作情况、分布特征及其变化趋势。当前，该报告试点已覆盖监测点辖区居民约 5500 万人，报告结果为心血管病防控提供了数据支撑。按照《全国心脑血管疾病监测工作手册（2017年)》的要求，监测点辖区内各级各类医疗机构通过中国疾病预防控制中心（CDC）的"全民健康保障信息系统"，实现心脑血管事件网络登记与报告。

（3）中国居民慢性阻塞性肺病监测试点。中国居民慢性阻塞性肺病监测采取主动监测方式，在全国范围内抽取 7 万余名调查对象，通过问卷调查、体格检查及肺功能检查等手段，收集我国居民慢性阻塞性肺病的流行情况。2015—2019 年，中国居民慢性阻塞性肺病监测共覆盖全国 31 个省（自治区、直辖市）近 6 亿人口，现场调查人数超过 60 万。

3. 国家卫生服务调查

国家卫生服务调查始于 1993 年，每 5 年进行一次，采用入户调查的方式对居民常见疾病（包括常见传染病、慢性非传染性疾病等）进行主动监测。第六轮调查在 2018 年实施，采用多阶段分层整群随机抽样，从全国 31 个省（自治区、直辖市）、156 个县（市、区）、780 个乡镇（街道）、1560 个村（居委会）抽取调查样本，全国共抽取 93600 户（约 30 万人口），实际共调查 94076 户（共计 256304 人）。在国家卫生服务调查中，针对慢性病的调查包括高血压、糖尿病、心脑血管疾病、恶性肿瘤等 10 余种疾病。目前，国家卫生健康委员会已公布全部六轮调查结果，部分结果还可在国家卫生健康委统计信息中心官方网站上下载。

4. 其他数据来源

除国家牵头进行的大型监测与调查项目外，许多针对慢性非传染性疾病的研究也开展了数据收集，如兰溪队列研究和中国慢性肾脏病流行病学调查等。

（1）兰溪队列研究。兰溪慢性病研究基地是由浙江大学公共卫生学院慢性病研究所、兰溪市兰江街道社区卫生服务中心、兰溪市卫生局三方共建的慢性病队列研究基地。兰溪队列研究自 2012 年开始准备筹划，并于 2013 年开始收集基线信息。该研究以兰溪市兰江街道为研究地点，覆盖了城乡居民共 1 万人，计划每 3 年进行一次随访调查，通过为期 10 年以上的跟踪研究，深入了解我国城乡较发达地区人群慢性病的流行病学规律及发展特点。

（2）中国慢性肾脏病流行病学调查。中国慢性肾脏病流行病学调查是我国首个慢性肾脏病患病情况调查。该研究于 2007—2010 年开展，采用多阶段分层抽样方法，从我国 13 个省、市、地区抽样调查了 47204 人，获得了我国慢性肾病的患病情况，相关成果已发表在 *The Lancet* 等国际高水平杂志。

（三）伤害数据

世界卫生组织将病伤分为传染性疾病、慢性非传染性疾病和伤害三类。伤害是由外界能量（如机械能、电能、化学能、热能、电离辐射等）突然或短暂地作用于人体，超过机体的耐受能力而导致的机体损伤。伤害由于其高发生率和高致残率，会持续消耗大量医疗卫生资源，给国家、社会、家庭和个人带来沉重的疾病负担。

我国的伤害监测主要采用哨点监测的工作模式，以医院为基础，通过收集哨点医院的门急诊就诊和住院病案信息，结合《全国伤害监测报告卡》的填报信息，来反映门急诊和住院病例的伤害基本情况及变化趋势。

我国构建的全国伤害监测系统是在 2006 年启动运行的。其由 43 个监测点的 126 家监测医院构成，到了 2015 年，监测点扩增至 84 个，监测医疗卫生机构增至 252 家。在全国伤害监测中，主要依靠医院门急诊科室和伤害相关负责部门的医护人员填报《全国伤害监测报告卡》，然后经由各级疾病预防控制机构进行逐级上报和审核，最终形成当地哨点医院门急诊和住院病例的伤害信息数据库。类似于死因监测系统，全国伤害监测系统同样要求对采集的数据定期开展如漏报检查、错报检查、漏录检查、错录检查等系统性工作，以确保数据的质量和准确性。

三、危险因素数据

危险因素（risk factor）是指能加剧疾病的发生发展，或使死亡发生可能性增加，或使健康不良结局的发生概率增加的各类因素。健康危险因素有很多，主要包括行为和生活方式因素、环境因素、代谢相关因素、生物遗传因素、医疗卫生服务因素及社会决定因素等。危险因素一般具备以下特点：① 潜伏期长。个体须在长期、反复接触危险因素后，才有可能发病，而且暴露潜伏期不易确定。② 联合作用。多种危险因素常同时存在，可明显增加致病或致死的危险性。③ 特异性弱。一种危险因素往往与多种疾病有联系，多种危险因素也可能会共同引起一种慢性病。④ 广泛存在。危险因素广泛存在于人们的日常生活和工作中，不一定能引起人们的足够重视。

危险因素的数据来源丰富，以下就几类典型的健康危险因素及其主要数据来源做介绍。

（一）可改变的行为相关危险因素

GBD 研究提供了全球不同国家和地区、不同年龄和不同性别人群的主要行为危险因素资料。GBD 研究提示，可改变的行为，如吸烟、缺乏体育活动和不健康饮食等，都会增加非传染性疾病的风险。对此内容有兴趣的读者可自行查阅 GBD 的公开数据库（http：//ghdx. healthdata. org/gbd-results-tool）。

WHO 的全球健康观察站（global health observatory, GHO）提供了一个交互性卫生统计数据储存库（https：//www. who. int/data/gho），其每年发布的《世界卫生统计》报告涵盖了各类常见高危因素（如吸烟、饮酒、缺乏运动等）的统计数据，可供各国研究者公开获取利用。除此类综合性数据库外，各国也根据自身国情对一些危险因素进行研究。烟草暴露因素是典型的受各国重视的危险因素之一。中国是世界上最大的烟草消费大国，为了解中国不同人群吸烟水平现状、变动趋势及其影响因素，为卫生健康决策提供科学依据，基于"2010 全球成人烟草调查（GATS）"项目，中国疾病预防控制中心开展了针对 15 岁及以上人口的烟草暴露研究。研究采用入户调查方式，调查内容包括调查对象的背景、烟草使用习性、戒烟情况、二手烟暴露等个体暴露特征，以及烟草经济、媒体传播等社会环境信息。调查对象的选择采取分阶段、按地理位置进行的整群随机抽样，从每个入选户中随机抽取一名 15 岁及以上的居民接受调查。整个调查通过电脑完成，共计完成 13354 份调查问卷。这次调查为我国 15 岁及以上人口的吸烟行为分布情况、变化趋势及其影响因素提供了准确信息，研究报告的相关数据和内容可从公共卫生科学数据中心网站（https：//www. phsciencedata. cn/Share/）申请获取。

为探究人群营养健康状况，各国也在积极开展全国性营养调查，值得介绍的调查研究有两项。一项是中国健康与营养调查（China health and nutrition survey，CHNS）。CHNS 是由美国北卡罗来纳大学人口中心与中国预防科学医学院联合进行的大规模社会健康调查。调查内容涉及诸多方面，包括健康学、营养学、社会学、人口学、经济学、公共政策等多个学科领域，采集的数据包括社区情况、家庭情况、个人情况、健康状态、营养和体质测验结果、食品市场调查及健康和计划生育调查情况等。CHNS 队列研究调查数据分别由"中国疾病预防控制中心信息中心"（http：//www. chinacdc. cn/）和"中国健康与营养调查"项目网站（http：//www.

cpc. unc. edu/projects/china/）提供数据共享。社区数据需要通过与北卡罗来纳大学人口中心签订保密协定才能获得使用。除社区数据要通过协议申请使用外，CHNS 的其他数据都是面向公众的。另一个值得介绍的研究是美国国家健康与营养调查（NHANES）。NHANES 是一个旨在评估美国成人与儿童的健康和营养状况的调查。这项调查研究的独特之处在于，它采用了问卷调查和体格检查两种手段，不仅可了解人口学特征、社会经济水平、饮食和健康问题等流行病学情况，还可了解包括医疗诊断、口腔健康、生命体征测量及实验室检查等在内的大量临床生物信息，其研究结果为了解重大疾病的危险因素提供了数据参考。对此内容有兴趣的读者可自行查阅 NHANES 的官网，以获得危险因素的相关报告和统计资料。

（二）环境相关危险因素

环境相关危险因素主要包括空气污染、职业暴露、不安全水源及不良卫生设施等。获得安全饮用水、保持环境卫生、改善淡水生态系统等，对人类健康及环境可持续性与经济持久繁荣至关重要。

拥有清洁饮水和卫生设施是联合国的 17 项可持续发展目标之一。针对清洁饮水和卫生设施，一项涉及全球 90 多个国家的人口与健康调查（The demographic and health surveys，DHS）提供了高质量的影响因素数据，对此内容有兴趣的读者可查阅官网（https：//dhsprogram. com/）了解更多信息。此外，各国政府对大气环境卫生的监测和数据采集也相当重视。例如，美国自 1962 年开始在其国内 6 个主要城市建立大气污染连续自动监测系统，对一氧化碳、氮氧化物、二氧化硫、总氧化剂、总烃等进行连续监测。又如，20 世纪 60 年代末到 70 年代初，日本、荷兰、德意志联邦共和国、英国等相继建立了大气污染连续自动监测系统。我国也同样建立了大气污染连续自动监测系统。2012 年，我国国务院还将空气质量新标准监测任务纳入"大气十条"重点工作，法定监测污染物包括 PM_{10}、$PM_{2.5}$、二氧化硫、二氧化氮、臭氧和一氧化碳 6 项指标。公开的空气污染数据主要包括：① 地面监测站点的实时和历史数据，包括全国空气质量状况报告（https：//www. mee. gov. cn/hjzl/dqhj/）、全国城市空气质量实时发布平台（https：//air. cnemc. cn：18007/）、中华人民共和国环境保护部数据中心（http：//data-journalism. github. io/introduction/firstCrawler＿files/air＿dairy. html）发布的数据等。②基于卫星遥感和反演技术（即将卫星探测的原始数据经一定的变换、修正与计算，求出表征监测指标某种特性状态的演算过程）的不同时空分辨率的大气污染物反演数据，如细颗粒物遥感监测的反演结果（https：//www. jma. go. jp/jma/jma-eng/satellite/index. html）、臭氧遥感监测的反演结果（http：//tapdata. org. cn/？page_id＝808）等。值得指出的是，已有大量队列研究利用地面监测和卫星遥感数据，深入探究了空气污染暴露与各类健康结局的关系。表 7 - 1 - 2 简要梳理了相应领域的国内外经典研究，这些研究可为其他国家和地区开展空气污染健康效应评估提供借鉴和参考。

对于职业暴露危险因素，为了解特定职业暴露的健康影响，许多国家也建立了相应的职业人群队列。在国外，如美国护士健康队列（nurses' health study）、美国货运司机队列（trucking industry particle study）、丹麦护士队列（danish nurse cohort）等研究，都属于比较经典的职业人群队列研究，相关危险因素的信息提取可参见既往发表的系列研究成果；在国内，如 2005 年中国护士健康队列、2018 年稀土暴露职业人群健康队列、2017 年职业致癌物铬酸盐接触人群队列等研究也值得关注，具体内容详见本节对中国队列共享平台（http：//chinacohort. bjmu. edu. cn/）的介绍。

表7-1-2　探究空气污染暴露与健康结局之间关系的队列研究

作者及发表年份	研究人群	暴露	结局	研究地点	研究周期
Badaloni et al.，2017	30岁以上普通人群	$PM_{2.5}$	全死因	罗马	2001—2010年
Bowe et al.，2018	无糖尿病史的美国退伍军人	$PM_{2.5}$	全死因	美国	2003—2012年
Cakmak et al.，2018	25—90岁非移民	PM_{10}	全死因	加拿大	1991—2006年
Chen et al.，2016	大于23岁人群	PM_{10}	全死因	中国北方	1998—2009年
Di et al.，2017	大于65岁，医保人群	$PM_{2.5}$	全死因	美国大陆	2000—2012年
Fischer et al.，2015	大于30岁人群	PM_{10}	全死因	荷兰	2004—2011年
H. Kim et al.，2017	18岁以上无心血管疾病人群	$PM_{2.5}$	全死因，心血管疾病	韩国首尔	2007—2013年
Loop et al.，2018	45岁以上无心血管疾病人群	$PM_{2.5}$	心血管疾病	美国东南部	2003—2012年
Peng et al.，2018	结核病患者	$PM_{2.5}$	全死因	中国上海	2003—2013年
Pinault et al.，2017	25—90岁原住民	$PM_{2.5}$	全死因	加拿大	2001—2011年
Ruttens et al.，2016	肺移植患者	PM_{10}	全死因	欧洲13个肺移植中心	1987—2013年
Shi et al.，2016	大于65岁，医保人群	$PM_{2.5}$	全死因	英国	2004—2007年
Yang et al.，2018	大于65岁人群	$PM_{2.5}$	全死因	中国香港	1998—2006年
Yin et al.，2017	大于40岁，男性	$PM_{2.5}$	全死因	中国	1990—2006年

（三）代谢相关危险因素

代谢相关危险因素包括空腹高血糖、高总胆固醇、高收缩压、超重和肥胖、低骨密度及低肾小球滤过率等。全球主要的代谢风险因素是血压升高（占全球死亡人数的 19%），其次是超重和肥胖，再次是血糖升高。此类危险因素数据主要来源于医院系统的记录及相关人群的队列研究。

前面提到的中国居民慢性病与营养监测研究提供了代谢相关危险因素的重要流行病学信息。该研究覆盖全国 31 个省（自治区、直辖市），747 个站点，近 6 亿人口，现场调查人数超过 60 万。其监测内容包括检测 6 岁及以上人群血液中血红蛋白、空腹血糖、血脂生化等指标，具体内容详见公共卫生科学数据中心网站（https：//www. phsciencedata. cn/Share/）。此外，我国不同地区也开展了各类人群的队列研究，探寻代谢相关危险因素与健康结局之间的关系。例如，我国于 1986 年开始建立"大庆糖尿病研究"队列，对 1986 年新诊糖尿病、糖耐量受损及正常血糖三组队列人群进行了 34 年随访，通过对糖尿病患者死亡和严重血管并发症长期风险的精准评估，得到不同血糖水平人群死亡及严重血管并发症的中位生存时间。利用代谢组学技术，研究进一步分析了高血糖与心血管疾病发生之间的关系，研究结果发表在 *Lancet Diabetes Endocrinol*。对此内容有兴趣的读者可自行查阅并提取代谢相关危险因素的流行病学指标（如流行率、不良健康事件发生危险度等）。又如，中国多民族队列（China Multi-Ethnic Cohort，CMEC）研究分别在基线与随访过程中采集了研究人群的生物样本，掌握了人群血压分布等危险因素资料，研究结果发表在 *International Journal of Epidemiology*。对此内容有兴趣的读者亦可自行查阅相关资料。

四、经济学数据

疾病的经济负担是指疾病、失能和早死给患者、家庭与社会带来的经济损失及为了防治疾病而消耗的卫生资源。疾病的经济负担包括医疗保健的成本，以及社会、工作单位、雇主、家庭和个人等所支付的疾病成本。经济负担估计值反映了研究者所感兴趣的疾病或不健康状态在微观和宏观经济层面对卫生及非卫生部门产生的经济影响。各国政府需要根据常见和地方流行的疾病开展经济负担研究，才能做出以循证为基础的科学决策，从而实现有限资源的优化分配，确定卫生行政部门的优先干预措施。因此，疾病经济负担研究的开展离不开经济学数据的采集。下面重点讲述疾病负担领域的经济学数据分类及其来源，为读者理解和使用相关数据提供重要参考。

（一）直接经济负担和间接经济负担的数据来源

1. 全球健康观察站

全球健康观察站（GHO）是世界卫生组织（WHO）建立的数据资源网站，集合了一系列世界各地卫生相关统计数据。GHO 的主题网页涵盖了全球健康的重点领域，包括 WHO 整理的所有国家和区域的卫生相关统计数据和卫生概况。从全球健康观察站网站上可获取如下信息：① 国家数据和统计信息；② WHO 对全球不同区域和不同国家的传染性疾病、非传染性疾病监测情况及其趋势作出的定期分析报告。上述数据资源中也涵盖了不同国家和地域的疾病经济负担评价结果。

2. 世界银行

世界银行为全球健康研究提供了丰富的数据资源，该机构免费公开了全球各国有关经济发展、金融、能源和健康水平的全面数据和指标，并在数据目录中列出了相关数据子集。这些数据是研究各类问题的有力资源，可帮助研究者深入理解全球问题，有利于决策者做出更明智的选择。世界银行公开数据库中列出了7000多个指标，所有用户均可免费使用和分享这些资料。研究者可在世界银行主题网页的顶部直接链接到数据银行（Data Bank），访问世界银行的多个主要数据库，这些数据库也在不断更新和扩展中。例如，在Health Nutrition and Population Statistics by Wealth Quintile 数据库中，按财富五分位数分层，其可以提供健康营养和相关人口统计数据。它涵盖了90多个低收入和中等收入国家的70多项指标，包括儿童疾病和干预措施、营养、性健康和生殖健康、死亡率和其他健康决定因素，数据来源包括人口与健康调查（DHS）和多指标类集调查（MICS），可为研究者开展疾病经济负担研究提供经济学相关数据与指标。

3. 联合国开发计划署

联合国开发计划署（The United Nations Development Programme，UNDP）是联合国主导的全球发展网络布局，以为各国提供知识、经验和资源为目标，已在166个国家进行发展援助。联合国通过与这些国家的合作，帮助各国加强其自身的能力建设，从而更好地应对全球化时代遇到的挑战和相关发展问题。这些挑战包括减少贫穷危机、疾病预防与康复、环境与能源保护、艾滋病病毒及艾滋病的防治等。

UNDP每年委托出版《人类发展报告》，关注全球各国政府和学者对主要发展问题的辩论，为人口发展领域相关的议题，如社会经济水平和公平性的客观评价、贫困人口的积极干预等，提供新的评估工具、创新分析结果及相关政策建议。换言之，UNDP的网站和有关报告为全球各国开展卫生经济学研究提供了数据支撑。下面，以WHO的季节性流感评估项目为实例，介绍如何利用上面提到的公开经济学数据开展经济负担的评估研究。

(二) 实例——世界卫生组织季节性流感经济负担评估指南

(1) 数据来源。数据主要是 WHO 流感样病例 (influenza-like illness，ILI) 哨点监测数据 (https：//www. who. int/data/gho/data/themes/global-influenza-virological-surveillance) 和严重急性呼吸道感染病 (Severe Acute Respiratory Infections，SARI) 哨点监测数据 (https：//www. who. int/data/gho)。据 WHO《季节性流感相关疾病负担评估指南》建议，应该以能甄别 SARI 病例和门急诊 ILI 病例的医疗卫生机构为特定监测哨点。采用这些机构收集到的门诊及住院数据，测量和评估某特定区域 (如一个国家、省、州、区县等) 的流感经济负担。

(2) 运用所采集的数据进行成本测量和评估的步骤可分为 7 步，如表7 - 1 - 3 所示。需要说明的是，为了能在不同国家之间进行比较，一般评估研究会将当地货币转换为假设货币单位，即"国际美元"。

表 7 - 1 - 3　对哨点监测数据进行成本测量和评估的 7 个步骤

步骤	过程	细节
1	确定所需的资源	在流感病程中所用的全部资源，如医疗卫生与社会资源等
2	制订抽样框架和数据收集计划	收集数据的整体规划
3	测量住院资源的利用	
4	测量门诊资源的利用	第 3—5 步均涉及直接医疗成本 (即直接医疗经济负担)
5	确定单位成本	
6	估计自付成本 (如就医患者的非正式护理成本) 和间接成本 (社会或财政共同支付或自付或社区提供的如护理或照料的成本)	直接医疗成本、直接非医疗成本 (即直接非医疗经济负担) 和间接成本 (即间接经济负担)
7	未就医患者的非正式护理成本	

　　表 7 - 1 - 4 罗列了流感相关 SARI 和 ILI 数据收集时须考虑的潜在问题，对每个问题的"是/否"回答将指引向特定的数据收集方法。这些引导性问题和建议提示，在收集流感相关 ILI 数据时也要考虑这些问题。表 7 - 1 - 5 展示了这些问题的不同答案组合情境。因为某些资源受限的国家或地区可能无法进行前瞻性的数据收集，选择适合国情的经济负担评估方法是非常重要的，为此，推荐使用单位成本（生产单位产品平均消耗的费用）的公开来源数据。此外，疾病负担的评估方法也可能影响数据的采集利用。例如，如果疾病负担研究可持续地在相关哨点机构开展，并且能保留完整电子数据记录，那么可以从电子数据库获得多个切面的纵向数据，开展类似于定群研究（panel study）的疾病负担评估和监测。

　　此外，表 7 - 1 - 4，表 7 - 1 - 5 列举了采用"交通灯"概念（表 7 - 1 - 5 中阴影表示"是"，空格子表示"否"）设置的一些情境示例，并就每种情境给出了数据收集方法的建议。例如，对于情境"G"，Q1 和 Q1.1 的答案是"是"（阴影），而剩余问题的答案是"否"（空格子），那么对数据资源的采集应该首选电子医院数据库。对于单位成本的测算，可开展单位成本分析或使用 WHO-CHOICE（Choosing Interventions that are Cost-Effective，即选择最具成本效果的干预策略）的单位成本估计工具。对此内容有兴趣的读者可自行查阅相关资料。对自付成本和间接成本的测算，需要通过与病人及其照料者进行访谈来收集数据。需要注意的是，"交通灯"概念仅为制订数据收集方案提供指导，决策权仍属于研究者。换言之，研究者应根据其判断，综合其可获得的最优资源，来选择最合适的数据采集方法。

表 7 - 1 - 4　　　　指导如何选择数据收集方式的问题示例 *①

问题类型	示例	是	否
资源使用			
Q1	是否可获得记录有流感相关 SARI/ILI 病例资源利用的电子医院数据库（electronic hospital database，EHD）？（取决于经济负担评估范围，由指定地理区域的数据可及性而定）		
Q1.1	数据库是否可靠且能代表待研究的区域**？（对可靠性和代表性的评估可参考疾病负担评估指南）		
Q2	既往是否有研究估计过流感相关 SARI/ILI 的资源利用？		
Q2.1	该研究结果是否可靠且能代表该区域？		
单位成本			
Q3	既往是否有研究估计过流感相关 SARI/ILI 的资源利用？		
Q3.1	该研究结果是否可靠且能代表目标区域？		
（就医患者的）自付成本和间接成本			
Q4	既往是否有研究估计过流感相关 SARI/ILI 的自付成本和间接成本？		
Q4.1	该研究结果是否可靠且能代表该区域？		

　*针对流感相关 ILI 数据，须重复这些问题并进行针对性修改（例如，电子档案也可以是门诊电子病例数据）。

　＊＊必须对数据库的可靠性和代表性进行评估。①"可靠性"：应收集并准确记录大部分的资源消耗信息。数据库的可靠性判断可基于既往验证研究。如果可能，也可以开展验证研究。在某些情况下，出于某些目的，数据库已进行过审核（例如，用于索赔申请的数据库，在申请索赔过程中，可能已依法/依规被审核）。此时，数据库可能因审核修改而存在一定主观偏倚。②具有"代表性"的数据库，应能反映待研究目标人群的总体情况。研究者需要分析确定，在哨点机构接受医疗服务的患者，其人口学和社会经济学特征在多大程度上与机构周边地区的普通人群相似，这也是流行病学研究的对照组选择原则。如果不能获得这些人口学信息，那么研究者就需要基于其对数据代表性的定性和主观评价，来做出抉择。举例来说，在中国，如果流感病例数据由三级公立医院提供，这些数据一般不能代表周边地区普通人群的季节性流感病例，因为在中国的三级公立医院并不只接受从基层医院转诊的病人，直接就医的情况仍然较多见。由于三级公立医院的医疗资源丰富，将吸引较多病情复杂或病情更严重的病人，这些数据便存在纳入偏倚。因此，在这些三级公立医院接受治疗的流感病人，其疾病类型和危险因素暴露可能与医院周边普通人群的人口学特征差异很大。对此类数据进行

---

　① https：//www.who.int/health - topics/influenza - seasonal.

分析的时候，一个折中的做法是，只纳入该医疗机构服务半径内的普通人群，以尽可能对个体混杂因素进行控制。

表 7 - 1 - 5　　　特定数据收集方法评估矩阵

情境	Q1	Q1.1	Q2	Q2.1	Q3	Q3.1	Q4	Q4.1	资源消耗	单位成本	自付成本和间接成本
A	■	■	■	■	■	■	■	■	EHD 或既往研究	现有文献	现有文献
B	■	■	■	■	■	■	■				使用设计合理的问卷对患者及照料者进行访谈
C	■	■	■	■	■	■					
D	■	■	■	■	■					开展单位成本的分析研究，可采用 WHO-CHOICE 单位成本估计工具［包括 CEA（cost-effectiveness analysis）国家模板分析工具、CostIt 模块化工具、MCLeague 蒙特卡洛工具等］	
E	■	■	■	■							
F	■	■	■						EHD		
G	■	■									
H			■	■	■	■	■	■	病案查阅 医师访谈 前瞻性 研究	现有文献	现有文献
I				■	■	■	■	■			
J							■			开展单位成本的分析研究，可采用 WHO-CHOICE 单位成本估计工具［包括 CEA（cost-effectiveness analysis）国家模板分析工具、CostIt 模块化工具、MCLeague 蒙特卡洛工具等］	使用设计合理的问卷对患者及照料者进行访谈
K	■										
L			■								
M					■						
N							■				
O											

五、国内其他数据源

除以上提及的死因数据、患病数据、危险因素数据和经济学等相关数据资源，疾病负担测量研究还可综合利用其他来源的数据资源。本部分聚焦国内，系统性梳理了目前几个关键数据库和资源平台，其中包括中国健康与养老追踪调查、国家人口健康科学数据中心人口健康科学数据仓储、公共卫生科学数据中心、中国队列共享平台、国家卫生健康委统计信息中心数据库、国家卫生健康委流动人口数据平台等，以供读者参阅。

（一）中国健康与养老追踪调查

中国健康与养老追踪调查（China Health and Retirement Longitudinal Study，CHARLS）是由北京大学国家发展研究院主持、北京大学中国社会科学调查中心与北京大学团委共同执行的大型跨学科调查项目，是国家自然科学基金委员会资助的重大项目。该项目通过收集中国45岁及以上中老年人家庭和个人的高质量微观数据，以分析我国人口老龄化问题，从而推动老龄化问题的跨学科研究，为制定和完善我国相关政策提供更加科学的基础。

CHARLS全国基线调查于2011年开始，于2011年、2013年、2015年和2018年分别在全国28个省（自治区、直辖市）的150个县、450个社区（村）开展调查访问。至2018年全国随访完成时，其样本已覆盖总计1.24万户家庭中的1.9万名受访者。此外，CHARLS项目组在2014年组织实施了"中国居民生命历程调查"，在2016年开展了"共和国初期基层经济历史调查"，相关研究报告也提供了重要的健康信息。

CHARLS的问卷内容包括个人基本信息，家庭结构和经济支持，健康状况，体格测量，医疗服务利用和医疗保险，工作、退休和养老金、收入、消费、资产，以及社区基本情况等。CHARLS的访问应答率和数据质量在世界同类项目中位居前列，其数据在学术界得到了广泛的应用和认可。中国健康与养老追踪调查网页链接为http：//charls.pku.edu.cn/，网站主页如图7-1-1所示（截至2022年11月），可通过点击菜单栏中的"数据"按钮进行不同年份或不同项目数据的下载；点击"文档"按钮可检索不同年份调查的相关文件；点击"数据论坛"按钮可就CHARLS数据相关问题进行提问交流；点击"学术出版"按钮可查阅既往CHARLS数据相关研究论著。

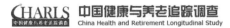

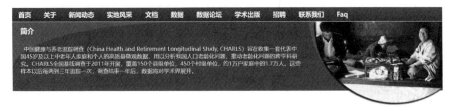

CHARLS 中国健康与养老追踪调查
China Health and Retirement Longitudinal Study

欢迎 数据用户登录 数据用户注册 | English

首页　关于　新闻动态　实地风采　文档　数据　数据论坛　学术出版　招聘　联系我们　Faq

简介

中国健康与养老追踪调查（China Health and Retirement Longitudinal Study, CHARLS）旨在收集一套代表中国45岁及以上中老年人家庭和个人的高质量微观数据，用以分析我国人口老龄化问题，推动老龄化问题的跨学科研究。CHARLS全国基线调查于2011年开展，覆盖150个县级单位，450个村级单位，约1万户家庭中的1.7万人，这些样本以后每两到三年追踪一次，调查结束一年后，数据将对学术界展开。

新闻动态

» [2022-08-23]第二十二届中国经济学年会CHARLS数据用户专场征文通知
» [2022-04-14]【访员招募】新学期！北大CHARLS带你发现稻香麦浪里的中国故事
» [2022-04-14]【核查员招募】北京大学·CHARLS项目核查员招募
» [2021-09-24]第二十一届中国经济学年会 CHARLS 数据用户专场征文通知
» [2021-04-08]【核查员招募】北京大学·中国健康与养老追踪调查核查员招募
» [2021-03-26]【访员招募】北大CHARLS约你"探访乡土中国，助力乡村振兴"，走起！
» [2020-09-23]CHARLS 第四期（2018）全国追访数据于2020年9月23日正式公开发布
» [2020-09-23]第二十届中国经济学年会CHARLS数据用户专场征文通知
» [2020-02-24]CHARLS项目组博士后、研究员以及数据分析员招聘启事
» [2019-09-18]第十九届中国经济学年会CHARLS数据用户专场征文通知
更多 ...

快捷链接

* Health and Retirement Study
* English Longitudinal Study of Ageing
* Survey of Health and Retirement in Europe
* Korean Longitudinal Study of Ageing
* The Irish Longitudinal Study on Ageing
* Mexican Health and Aging Study
* Indonesia Family Life Survey
* Japanese Study on Aging and Retirement
* Study on Global Ageing and Adult Health
* Global Aging Data Repository

图 7-1-1　中国健康与养老追踪调查 CHARLS 网页界面

（二）国家人口健康科学数据中心人口健康科学数据仓储

人口健康科学数据是一个广义的概念，指在人口健康领域，通过基础研究、应用研究、试验开发等产生的原始性观察/观测数据、检查/检测数据、监测数据、诊断和治疗数据、试验数据、实验数据、调查和考察数据等，以及按照某种需求系统加工的统计数据和相关元数据（Metadata，又称中介数据、中继数据，为被描述数据的"数据"，主要是记录被描述数据的属性信息，如指示存储位置、历史版本、资源查找、文件记录等）。

国家人口健康科学数据中心人口健康科学数据仓储（population health data archive，PHDA）就包含了许多可用于进行疾病负担测量的研究数据。例如，中国流动人口卫生计生动态监测数据，该数据来源于国家人口和计划生育委员会2009—2017年流动人口动态监测调查资料，反映了2009年中国流动人口迁移流动和健康基

本情况，包括个人及家庭基本信息、迁移流动经历、社会保障状况、健康生活状况、医疗卫生服务情况、婚育子女情况、社会融入情况等，涉及卫生计生服务、人口迁移流动和重点疾病流行因素等方面的重要信息，可供研究者们根据研究需要进行申请与使用。

国家人口健康科学数据中心人口健康科学数据仓储网页链接为https：//www. ncmi. cn/，网站主页如图 7 - 1 - 2 所示（截至 2022年 11 月）。国家人口健康科学数据中心人口健康科学数据仓储包含1234 个项目，16501 个数据集，1.82649 千亿条数据记录，数据总量共 1.27PB。

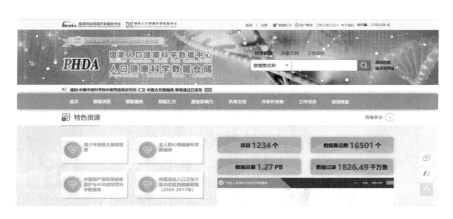

图 7 - 1 - 2　国家人口健康科学数据中心人口健康科学数据仓储网站界面

（三）公共卫生科学数据中心

公共卫生科学数据中心是国家人口健康科学数据共享平台的主要数据中心之一，其建立主要是为了解决政府机构、疾控部门及科学工作者在决策、工作和研究过程中难以获取公共卫生相关数据的问题。现阶段，公共卫生科学数据中心已转为常规工作，是中国疾病预防控制中心的对外数据服务门户，是国内数据全、覆盖面广、服务好的公共卫生数据服务网站。

公共卫生科学数据中心网页链接为 https：//www. phsciencedata. cn/Share，网站主页如图 7 - 1 - 3 所示（截至 2022 年 11 月）。公众可通过网页右侧的站内数据资源检索获得传染性疾病、慢性非传染性疾病、健康危险因素和生命登记等相关数据。其中，健康危险因素相关数据包含中国健康与营养调查数据库、中国青少年健康危险行为调查数据库、中国食物成分数据库、1996 年中国吸烟行为的流行病学调查、地方病防治数据库、2012 年中国居民营养与健康状况监测、中老年人口健康状况调查数据库等，生命登记相关数据包括 1991—2000 年全国疾病监测系统死因监测数据、2004—2005 年第三次死因回顾抽样调查数据等死因监测相关数据库。

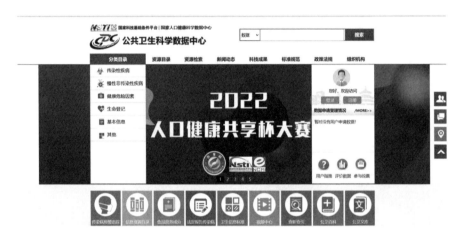

图 7 - 1 - 3　公共卫生科学数据中心网站界面

（四）中国队列共享平台

大型队列是实现精准医学的基础和保障，通过队列可以准确、持续地收集遗传多样性和环境多样性的人群信息，从而发现并验证组学标志物，开展个体化预防和诊疗方案研究等。但现有研究大部分队列多自成体系、独立存在，缺乏足够的信息曝光度，队列间合作程度不高，数据共享程度不足，造成其所收集和存储的研究数据的学术价值未能被充分挖掘。

　　中国队列共享平台（China Cohort Consortium）目的在于通过基础架构的建设，把各个已有队列资源进行规范化的信息展示，建立多层次、立体化的合作策略和共享机制，形成包括信息管理、信息交互、工具开发和知识支持在内的多功能信息整合平台。平台将为公共卫生和临床研究的发展提供新的合作渠道和数据来源，形成共享、共建、共生、共赢的队列数据生态系统。

　　中国队列共享平台网页链接为 http：//chinacohort. bjmu. edu. cn/，网站主页如图 7 - 1 - 4 所示（截至 2022 年 11 月）。中国队列共享平台所包含的领域覆盖了药物流行病学、出生队列、生态健康队列、营养和遗传流行病学、环境暴露与人群健康、重大慢性疾病防控、免疫流行病学、生命早期暴露与健康、老龄健康队列、先天性心脏病专病队列等。通过在网页界面对项目名称进行检索，可以了解项目的信息及获取数据。截至 2022 年 11 月，中国队列共享平台已纳入北京大学公共卫生学院主持和参与的 10 余项队列及相关研究项目，如由李立明教授牵头的中国慢性病前瞻性研究（China kadoorie biobank，CKB）、双生子队列等，涵盖慢性病、传染病、妇幼健康、职业病等多个研究领域。其中，中国慢性病前瞻性研究（CKB）备受关注。该项目数据覆盖我国城市及农村共 10 个省（自治区），基线调查完成了 51 万余人的生理、心理与社会行为状况的调查。该项目旨在通过建立基于生物样本的基础健康数据库，

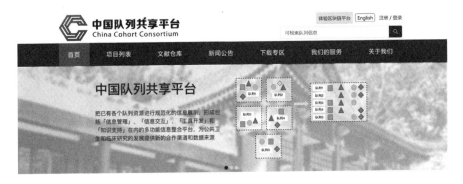

图 7 - 1 - 4　中国队列共享平台网站界面

从遗传、环境和生活方式等多个环节深入研究危害中国人群健康的各类重大慢性病的致病因素、发病机理及流行规律与趋势，为制定有效的慢性病预防和控制对策、开发新的治疗和干预手段提供科学依据。

（五）国家卫生健康委统计信息中心

国家卫生健康委统计信息中心主要负责拟订和推动实施全国卫生健康统计信息规划工作，组织编制全国卫生健康统计信息技术规范，承担卫生健康信息化项目工程建设，对各地卫生健康统计信息工作提供技术指导和咨询服务，开展卫生健康统计信息理论研究，承担拟订全国卫生健康部门统计调查制度、指标体系和指标口径的职能，组织开展数据质量检查，承担统计调查数据备案工作，协助开展统计信息专业技术能力建设等工作。

国家卫生健康委统计信息中心网站链接为 http：//www. nhc. gov. cn/mohwsbwstjxxzx/new_index. shtml，网站主页如图 7 - 1 - 5 所示（截至 2022 年 11 月）。公众可通过点击"统计数据"按钮获取中国卫生健康相关月度数据、季度数据、统计摘要、中国卫生健康统计年鉴及历年卫生服务调查报告等。其公开的数据可以反映中国

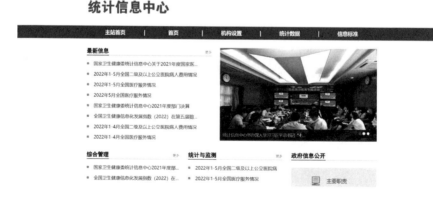

图 7 - 1 - 5　国家卫生健康统计信息中心网站界面

卫生健康事业发展情况和居民健康状况，涵盖了我国 31 个省（自治区、直辖市）的卫生健康事业发展情况及历年居民健康水平的统计数据。

（六）国家卫生健康委流动人口数据平台

流动人口数据平台是国家卫生健康委流动人口服务中心建设的五大信息化平台之一。流动人口服务中心为 2011 年 12 月经中央编办批准成立的国家卫生健康委直属事业单位，2014 年 9 月，由"国家人口健康委流动人口信息管理中心"更名为"国家卫生计生委流动人口服务中心"。2019 年 3 月，再次更名为"国家卫生健康委流动人口服务中心"，同时进一步明确和加强了"参与组织人口相关监测调查，承担数据管理工作"的职责，在数据管理、数据开发和数据服务能力方面提出了更高要求，同时，在数据资源拓展和数据开发应用方面赋予了其更广阔的空间。该平台旨在整合流动人口相关的社会经济数据资源，打造具备数据收割、数据存储、数据分析、数据共享、数据交换、数据应用和数据出版七大功能，集数据管理、分析预测、可视化平台于一体的全国性、权威性的流动人口数据共享与服务平台。

该平台主要以国家卫生健康委人口计生统计和调查数据为基础，汇集人口规模、人口特征、人口流动、人口健康服务等相关数据资源，整合了国家统计局、地方统计和资料库、国家发展改革委、国家卫生健康委、人力资源和社会保障部、民政部等部门的人口相关口径数据，以及全国科研机构大型社会调查、民间社会调查数据等。

国家卫生健康委流动人口数据平台网页链接为 https：//chinaldrk. org. cn/wjw/#/home，网站主页如图 7 - 1 - 6 所示（截至 2022 年 11 月）。注册后，用户可通过点击菜单栏中的"数据资源"按钮查看流动人口相关数据资源，通过点击"数据申请"按钮进行流动人口相关数据资源的申请和下载，通过点击"数据成果"

按钮查看并下载流动人口数据相关科研论著。

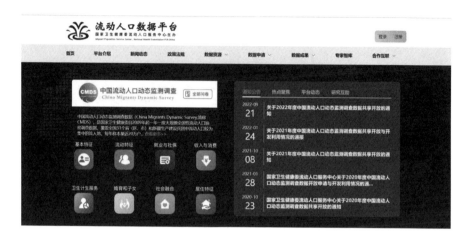

图 7 - 1 - 6 国家卫生健康委流动人口数据平台网站界面

第二节 疾病负担测量的伦理学问题

疾病负担测量研究属于医学科学研究，由于研究涉及人，便不可避免地会面对伦理学问题。尽管人体试验在医学科学研究中有着极其重要和特殊的地位，但研究者不能随意伤害人体，人权不容侵犯，试验的目的和方法必须符合试验对象（即人）的需要和利益。本节将介绍疾病负担研究涉及的伦理学问题，包括科学研究中的伦理学原则和卫生资源分配的伦理学原则，以指导疾病负担研究的开展。

一、科学研究中的伦理学原则

爱因斯坦曾说："科学是一种强有力的工具，怎样用它，究竟是给人带来幸福还是带来灾难，全取决于人自己，而不取决于工具。"科学研究是人类重要的实践活动，须贴合人类发展的核心价值和目标，应受基本伦理原则的约束和指导。伦理学不仅包括对人与人、人与社会和人与自然之间关系处理中的行为规范，而且蕴含利用一定规则来规范行为的深刻含义，是科研工作者应贯彻的研究规则和行为规范。

疾病负担研究涉及的伦理学问题，须通过伦理学的规范来化解。许多国家和国际组织非常重视保护受试者的权益，并制定了大量伦理法规文件。第二次世界大战后，《纽伦堡法典》（*Nuremberg Code*）对人体试验提出十个基本准则，包括受试者的自愿同意、对社会有利、避免伤害等基本原则。1964年，《赫尔辛基宣言》（*The Declaration of Helsinhi*）丰富并修正了《纽伦堡法典》中较为抽象和简单的伦理原则，进一步规范了人体医学研究的道德行为，是首个被世界医学协会采纳的、涉及人体作为研究对象的道德原则性伦理文件。1979年，美国全生物及行为研究人体受试者保护委员会发布《贝尔蒙特报告》（*The Belmont Report*），提出尊重人、有利、公正三个生命伦理学原则。此外，《伦理学与人体研究国际指南》《人体研究国际伦理学指南》等诸多文件均充分说明了人体试验的相关原则。在开展疾病负担研究过程中，研究者可能需要对受试者展开调查和观察/试验，因此，除须遵循相关伦理规范文件外，也应遵循医学伦理学和生命伦理学的尊重原则、无伤原则、有利原则和公正原则。

（一）尊重原则

尊重原则（principle of respect），又称自主原则，是指在科研中必须尊重人的尊严、自主性、知情权和隐私权；保护社会性和生理性弱势人群，如儿童、孕妇、精神疾病患者等人群。尊重原则既是生命伦理的最基本要求之一，也是保障受试者根本权益、建立和谐医患关系的基础。尊重原则应贯穿整个研究过程，主要包括尊重受试者的生命、健康、人格、隐私、自主权。研究者在试验设计阶

段应充分考虑可能影响受试者生命和健康的风险，在试验实施阶段
关注受试者的生命和健康，若出现任何危及受试者生命和健康的情
况应立即中止试验，积极救治受试者，维护其生命的存在和价值。
受试者有权维护自己的隐私不受侵害，有权要求调查员和研究者保
密，而研究人员亦有义务遵守。受试者充分行使自主权的前提和基
础是知情同意，即受试者充分知晓研究的目的、方法、预期益处和
潜在风险等信息，有自主、理性地表达同意或拒绝参加研究的意愿
的权利。研究者有义务主动提供适宜的环境和必要的条件，以保证
受试者充分行使自主权。

（二）无伤原则

无伤原则（principle of non-maleficence）是研究的底线原则，
也是对研究人员的最基本要求，指研究人员在整个试验过程中应避
免伤害受试者。但是，探索性的试验是存在一定风险的，所以无伤
原则并非要求绝对无伤，而是最大限度地保障受试者的安全和权
益。该原则强调以受试者为中心的试验动机和意识，坚决杜绝有意
伤害和责任伤害，防范无意但可知的伤害以及防范意外伤害。其具
体要求是：① 研究的动机和目的明确，并指向积极效应；② 受试
者从积极效应中的获益须明显大于消极效应；③ 研究方案确属必
需且经筛选确认为最优，将不可避免但可控的伤害控制在最低限
度；④ 杜绝使用有危险或有伤害的研究手段。

（三）有利原则

有利原则（principle of beneficence），是指置受试者利益于首
位并为其谋利益的原则。《国际医德守则》规定"任何行动或建议
只能符合人类的利益，而不能有损人类肉体和精神的抵抗力"，强
调了须以有利原则作为指导思想。对于参与研究的受试者，研究人
员应当严格遵守有利原则，优先考虑受试者的健康和生命。其具体
要求包括：① 树立全面的利益观，坚持安全第一的原则，优先考

虑受试者的客观利益和主观利益，使对受试者不良的身心影响降至最低；② 全面权衡利害，进行受益和代价评估，选择受益最大、代价最小的研究方案；③ 在研究过程中首要考虑受试者的健康利益，提供最优化的医疗卫生服务，努力解除受试者由疾病引起的疼痛和不幸，或在改进疾病的预防、诊断和治疗措施后，再考虑实施研究；④ 保护特殊受试者，如儿童、孕妇等。

（四）公正原则

公正原则（principle of justice）是指以形式公正与内容公正的有机统一为依据进行分配并实现健康获益的伦理原则。当代倡导的医学公正观的伦理学依据包括：①受试者与研究人员在社会地位、人格尊严上是平等的；②受试者虽有不同，但人人享有平等的生命健康权和基本人权；③受试者在研究中处于相对弱势的地位，应得到研究人员所给予的公平、正义的关怀。公正原则的有关伦理要求包括：① 受试者的纳入和排除标准必须是公平的；② 如果采用随机对照研究设计，应通过随机分组充分保证每名受试者都有同等的概率被分配到试验组和对照组；③ 无论受试者属于试验组还是对照组，都应受到平等对待，即与受试者平等交往并对受试者一视同仁；④ 受试者在任何阶段退出试验时，都不会遭到歧视或报复，其医疗待遇与权益不会受到影响，若发生与试验相关的损害，受试者可以获得治疗和补偿。

生命伦理学"四原则"是辩证统一的结合体，在实践中研究人员需要坚持且灵活运用。一般情况下，优先考虑有利原则，其次是尊重原则、无伤原则和公正原则。此外，研究人员还需坚持伦理审查原则，包括维护受试者利益、医学目的性、科学性、知情同意、公平合理等实体性伦理原则，只有通过程序性伦理原则，才能保证实体性伦理原则得以实现。《赫尔辛基宣言》要求涉及人类受试者的试验研究方案应交由专门的伦理委员会审核、指导和批准。即使是不涉及人体试验的观察性研究，而是针对被调查者的排除和纳入标准、相应调查问卷、研究实施方案的其他细节等，也应该由专门的伦理委员会审查并通过。

二、卫生资源分配的伦理学原则

在公共卫生实践过程中，疾病负担研究的一个重要作用与职能便是通过对各种疾病负担指标的测算和模拟预测，来说明不同地区、不同人群在当前及未来的主要健康问题。在有限医疗卫生资源的条件下，疾病负担研究的开展将促使相关部门对各类疾病的防控优先次序进行科学决策。换言之，对医疗卫生资源的有效分配和优化需要疾病负担研究所提供的循证依据。所以，疾病负担研究同样涉及卫生资源分配的伦理学问题。下面围绕卫生资源分配的伦理学问题进一步介绍最重要的三大原则：最优配置原则、公平性原则及有效性与公平性统一原则。

（一）最优配置原则

当前，卫生资源分配不均的问题十分突出。任何公共卫生实践，在目标人群受益的同时，均需要付诸一定成本。因此，公共卫生实践必须考虑成本－效益原则，力求以最低成本获取最大收益，在全球范围内坚持最有效、最合理地利用卫生资源，使卫生资源的利用出现最大限度地效率增长，减少或杜绝卫生资源浪费。

（二）公平性原则

由于经济发展不均衡，卫生环境和医疗保障差别巨大，资源配置不公平是卫生领域长期以来一直存在的问题。《阿拉木图宣言》提出"人人享有卫生保健"，但这并不意味着简单粗暴地将卫生资源平均分配，而是每个人对卫生资源"公平享有"。在具体的卫生资源分配中，决策者应坚持做到根据不同情况按需分配，对相同的人相同对待、对相同的需要相同对待、对不同的需要不同对待，既要综合平衡，又要保障重点人群的公平性不受损。

(三) 有效性与公平性统一原则

卫生事业是具有特殊性和道德性的行业，在卫生领域中享受公共卫生服务产品的机会均等，这被视为一种神圣不可侵犯的天赋人权。在卫生领域，效率优先会导致人类社会公平性的破坏，只强调公平会导致分配效率低下，资源浪费严重。因此，卫生事业的特殊性要求我们"公平优先，兼顾效率"。

疾病负担测量研究涉及的卫生资源合理配置有很深的伦理学意义。合理的卫生资源分配能维护基本人权，促进实现"人人享有卫生保健"，保证人们享受均等的卫生服务机会。在疾病负担测量指标的科学导向下，合理的卫生资源分配能够促进人类公平公正，缩小富人和穷人获得卫生服务机会的差距，使有限的卫生资源得到最大程度的利用。

第三节 疾病负担测量的伦理审查

作为针对人群健康损失和经济损失测量的医学科学研究，疾病负担研究在近年来飞速发展的同时也带来了一系列的社会、伦理和法律问题。为保证相关学科的健康发展，从 20 世纪后期开始，许多国家的政府、医学高等院校、学术期刊机构和科研机构纷纷建立了医学伦理委员会。不难看出，疾病负担研究项目也属于医学伦理委员会审查的项目范围，审查内容应涵盖研究设计、执行、结题、成果发表等环节。伦理审查委员会作为以保护受试者安全和权利为目的的组织，将对疾病负担测量研究等涉及人的生物医学研究的科学性与伦理学合理性进行审查。本节将从伦理审查委员会的概述展开，主要介绍伦理审查委员会的构成、职责，以及伦理审查过程，为疾病负担研究的伦理审查提供参考指导。

一、伦理审查委员会的概念及构成

伦理审查委员会（Institutional Review Board，IRB）是由医学专业人员、法律专家及非医务人员组成的独立组织，其职责为审查研究方案及资料是否合乎法规与伦理，确保受试者的权益、安全受到保护。IRB 主要对涉及人的生物医学研究项目的科学性和伦理学合理性进行审查，包括初始审查、跟踪审查和复审等。根据审查的结果批准或否决研究项目的启动，并且对获得批准的研究项目进行定期审查，从而保障受试者的权益、安全和健康。

关于 IRB 的组成人员，国际伦理规范和国内法律都提出了人员应具备多学科背景和良好代表性的要求。伦理审查委员会的成员要具有不同专业背景，包括医药、研究方法学、伦理学、法学等领域的专家学者，以及至少一名与本机构无任何联系的委员。此外，委员在性别、民族、文化背景等方面也应具有多样性和代表性，以便代表不同阶层、不同人群的意见，有助于更好地保护受试者利益。IRB 成员也应当具备相应的伦理审查能力，定期接受医学研究伦理知识及相关法律法规的培训。此外，国际伦理规范强调 IRB 的独立性。潜在的利益冲突可能会影响科学的纯洁性及专家的学术使命和判断，导致不必要的伦理审查偏离，因此，科学界要求保持 IRB 的公正性以避免受到外部人员不正当的影响。IRB 委员应当对所有可能导致利益冲突的情况予以声明，如确实存在利益冲突，相关人员不得参与审查。必要时，伦理审查委员会可以聘请独立顾问。

二、伦理审查委员会的职责

我国 2023 年公开的《涉及人的生命科学和医学研究伦理审查

办法》第二、第三章明确规定：IRB 对涉及人的生命科学和医学研究进行伦理审查，包括：① 初始审查和跟踪审查；② 受理研究参与者的投诉并协调处理，确保研究不会将研究参与者置于不合理的风险之中；③ 组织开展相关伦理审查培训，提供伦理咨询。IRB 的职责包括：① 保护受试者的合法权益，维护受试者的尊严及安全，尤其是未成年人、孕产妇等需要特别保护的人群；② 确保受试者承受最小的风险，而且其承受的风险与预期利益相比具有合理性；③ 确保知情同意过程规范，保障受试者在研究过程中可以随时无理由退出且不受歧视的权利；④ 确保受试者因研究受到损害时能得到及时合理的治疗并得到相应的赔偿；⑤ 确保受试者的个人隐私信息及样本信息得到保护。

三、伦理审查委员会的审查

伦理审查委员会审查的法律法规依据包括世界医学会于 1964 年首次制定的《赫尔辛基宣言》，国际医学科学组织委员会（CIOMS）于 2002 年修订的《人体生物医学研究国际伦理指南》，以及于 2016 年修订的《涉及人的健康相关研究国际伦理准则》，国家卫生和计划生育委员会 2016 年发布的《涉及人的生物医学研究伦理审查办法》等。

疾病负担研究审查内容包括科学性和伦理学合理性两个方面，主要审查研究的设计、进程及研究的统计与处理是否符合国家法律法规、规章和有关规定的要求，是否符合公认的生命伦理原则，是否符合涉及人的生物医学研究伦理，以及是否满足伦理学的基本原则等。伦理审查的具体内容主要包括：①研究及计划是否合法合规；②研究方案的设计是否科学，并符合伦理原则的要求；③研究者的资格、经验、技术能力等是否符合研究要求；④受试者可能遭受的风险程度与研究预期的收益相比是否在合理范围之内，包括预期的社会收益与受试者遭受风险的权衡；⑤受试者的招募方式、纳入和排除标准是否公平合理；⑥知情同意书等信息是否完整、易懂，知情同意过程是否充分、合规；⑦是否有具备资格或者经培训后的研究者对受试者进行知情同意的详细说明，并对有关安全问题进行解答；⑧对受试者信息及样本等个人资料是否有进行保密处理；⑨是否向受试者告知其应当享有的权益，包括在研究过程中可以随时无理由退出且不受歧视的权利；⑩受试者因参加研究的合理支出如交通费用等是否得到了适当补偿；⑪受试者参加研究受到损害时，是否能及时获得合法合理的治疗、补偿或赔偿；⑫对受试者在研究中可能出现的风险是否有预防和应对措施；⑬研究人员及受试者与研究的开展是否存在某些利益冲突，从而需要提交或补充伦理审查委员会认为有必要的其他相关材料。

疾病负担研究的负责人在申请伦理审查时应当向伦理审查委员会提交以下材料：伦理审查申请表、研究涉及机构及研究人员的信息和合法资质证明、研究项目方案等相关资料、受试者知情同意书、利益冲突声明、受试者招募广告材料等。在伦理审查委员会允许的情况下，部分情况可免除知情同意。例如，利用既往研究获得的匿名医疗记录和生物标本数据开展研究（相当于做二手数据分析），研究对受试者的风险不大于最小风险，而且受试者的隐私和个人信息得到了充分保护，免除知情同意不会对受试者的权益和健康产生不利的影响，此时便可申请豁免知情同意。伦理审查委员会根据伦理审查标准，基于研究项目负责人提交的材料，对研究项目的科学方面和伦理方面进行实事求是的审查。伦理委员会的审查意见一般有以下几种情形：① 同意；② 做必要的修正后同意；③ 做必要的修正后重审；④ 不同意；⑤ 终止或暂停。研究人员须根据审查的结果执行研究项目，并及时向 IRB 反馈项目开展过程中遇到的其他伦理学问题。

对疾病负担测量研究进行伦理审查，旨在保障研究对象的尊严、安全和权益，避免或减轻研究对象的脆弱性，从伦理学、安全性方面来指导健康研究，促进生物医学研究规范、健康地开展。伦理审查也突出强调了研究的科学价值和社会价值并重，从而推动公众对公共卫生和相关生物医学研究的信任和支持。

第四节 本 章 小 结

疾病负担测量研究属于医学科学研究，数据是研究分析的基础。疾病负担研究所需的多维度、多来源数据不仅可来自疾病预防控制中心的各类监测数据，也可提取自不同研究队列、社会经济专项调查和公开数据库等。其中，我国的人群健康监测数据包括主动监测数据和被动监测数据，均可提供丰富的数据记录。本章对疾病负担研究所需的不同数据的来源进行分类阐述，涉及死因数据、患病数据、危险因素数据、经济学数据等多个类别，并分别从定义、来源、现况、收集方法等方面进行详细阐释。

此外，疾病负担研究的对象是"人"（包括健康人群和病患人群），研究过程中必然会遇到伦理问题，因此，伦理学是科研工作者需要关注的内容之一。对研究受试者的调查和/或试验，除了应遵循相关伦理规范文件外，也应当遵循医学伦理学和生命伦理学的一系列原则。遵循伦理学的要求，必然需要相应的机构对伦理学相关问题和研究工作流程进行审查。因此，须建立伦理审查委员会，明确各方职责、权利与义务，细化伦理审查规范，为疾病负担研究提供伦理指导和审查服务。

参考文献

[1] BADALONI C，CESARONI G，CERZA F，et al. Effects of long-term exposure to particulate matter and metal components on mor-

tality in the Rome longitudinal study [J]. Environment international, 2017 (109): 146 – 154.

[2] BOWE B, XIE Y, LI T, et al. The 2016 global and national burden of diabetes mellitus attributable to $PM_{2.5}$ air pollution [J]. The Lancet planetary health, 2018 (2): e301 – e312.

[3] CAKMAK S, HEBBERN C, PINAULT L, et al. Associations between long-term $PM_{2.5}$ and ozone exposure and mortality in the canadian census health and environment cohort (canchec), by spatial synoptic classification zone [J]. Environment international, 2018 (111): 200 – 211.

[4] CHEN H, BURNETT R T, COPES R, et al. Ambient fine particulate matter and mortality among survivors of myocardial infarction: Population-based cohort study [J]. Environment health perspect, 2016 (124): 1421 – 1428.

[5] CHEN G, WANG Y, LI S, et al. Spatiotemporal patterns of PM_{10} concentrations over China during 2005—2016: A satellite-based estimation using the random forests approach [J]. Environmental pollution, 2018, 242 (Pt A): 605 – 613.

[6] CHEN G, LI S, KNIBBS L D, et al. A machine learning method to estimate $PM_{2.5}$ concentrations across China with remote sensing, meteorological and land use information [J]. Science of the total environment, 2018, 636: 52 – 60.

[7] CHEN G, KNIBBS L D, ZHANG W, et al. Estimating spatiotemporal distribution of PM_1 concentrations in China with satellite remote sensing, meteorology, and land use information [J]. Environmental pollution, 2018, 233: 1086 – 1094.

[8] DI Q, WANG Y, ZANOBETTI A, et al. Air pollution and mortality in the medicare population [J]. The New England journal of medicine, 2017, 376: 2513 – 2522.

［9］EDEJER T T, BALTUSSEN R, TAN-TORRES T. Making choices in health: WHO guide to cost-effectiveness analysis. ［R］Geneva: World Health Organization, 2003.

［10］FISCHER P H, MARRA M, AMELING C B, et al. Air pollution and mortality in seven million adults: The Dutch environmental longitudinal study (duels) ［J］. Environ health perspect, 2015, 123: 697 - 704.

［11］GBD 2015 Risk Factors Collaborators. Global, regional, and national comparative risk assessment of 79 behavioural, environmental and occupational, and metabolic risks or clusters of risks, 1990—2015: A systematic analysis for the Global Burden of Disease Study 2015 ［J］. The Lancet, 2016, 388 (10053): 1659 - 1724.

［12］GONG Q, ZHANG P, WANG J, et al. Morbidity and mortality after lifestyle intervention for people with impaired glucose tolerance: 30-year results of the Da Qing Diabetes Prevention Outcome Study ［J］. The Lancet diabetes & endocrinology, 2019, 7 (6): 452 - 461.

［13］HART J E, GARSHICK E, DOCKERY D W, et al. Long-Term Ambient Multipollutant Exposures and Mortality ［J］. American journal of respiratory and critical care medicine, 2011, 183 (1): 73 - 78.

［14］KIM H, KIM J, KIM S, et al. Cardiovascular effects of long-term exposure to air pollution: A population-based study with 900 845 person-years of follow-up. ［J］ Journal of the American heart association, 2017, 6 (11): e007170.

［15］LOOP M S, MCCLURE L A, LEVITAN E B, et al. Fine particulate matter and incident coronary heart disease in the regards cohort ［J］. American heart journal, 2018, 197: 94 - 102.

［16］PENG Z, LIU C, XU B, et al. Long-term exposure to ambient

air pollution and mortality in a Chinese tuberculosis cohort [J].
Science of the total environment, 2019, 580: 1483 – 1488.

[17] PINAULT L L, WEICHENTHAL S, CROUSE D L, et al. Asso-
ciations between fine particulate matter and mortality in the 2001
canadian census health and environment cohort [J]. Environmen-
tal research, 2017, 159: 406 – 415.

[18] RUTTENS D, VERLEDEN SE, BIJNENS EM, et al. An associ-
ation of particulate air pollution and traffic exposure with mortality
after lung transplantation in Europe [J]. European respiratory
journal, 2017, 49 (1): 1600484.

[19] SHI L, ZANOBETTI A, KLOOG I, et al. Low-concentration
$PM_{2.5}$ and mortality: Estimating acute and chronic effects in a pop-
ulation-based study [J]. Environment health perspect, 2016
(124): 46 – 52.

[20] SUN Q, YU D, FAN J, et al. Healthy lifestyle and life expectancy
at age 30 years in the Chinese population: An observational study
[J]. The Lancet public health, 2022, 7 (12): e994 – e1004.

[21] WANG H, MEN P, XIAO Y, et al. Hepatitis B infection in the
general population of China: A systematic review and meta-analy-
sis [J]. BMC infectious diseases, 2019, 19 (1): 811 – 821.

[22] YANG Y, TANG R, QIU H, et al. Long term exposure to air
pollution and mortality in an elderly cohort in Hong Kong [J]. En-
vironment international, 2018, 117: 99 – 106.

[23] YIN P, BRAUER M, COHEN A, et al. Long-term fine particu-
late matter exposure and nonaccidental and cause-specific mortali-
ty in a large national cohort of Chinese men [J]. Environmental
health perspectives, 2017, 125 (11): 117002.